Ergebnisse der inneren Medizin und Kinderheilkunde.

Inhalt des XIII. Bandes.

IV u. 712 S.   gr. 8⁰.   Preis M. 24,—; in Halbleder gebunden M. 26,60.

Über die Bildung der Harn- und Gallensteine. Von Professor Dr. L. Lichtwitz. (Mit 18 Abbildungen im Text und auf 8 Tafeln.)

Fettleibigkeit und Entfettungskuren. Von Geheimrat Professor Dr. M. Matthes.

Die entzündlichen Pleuraergüsse im Alter. Von Professor Dr. Hermann Schlesinger.

Die interne Therapie des Ulcus ventriculi. Von Privatdozent Dr. Walter Zweig.

Über einige zur Zeit besonders „aktuelle" Streitfragen aus dem Gebiete der Cholelithiasis. Von Geheimem Sanitätsrat Professor Dr. Hans Kehr.

Die Beeinflussung der Darmmotilität durch Abführ- und Stopfmittel. Von Dr. S. Lang.

Zur Frage der Entstehung diphtherischer Zirkulationsstörungen. Von Dr. W. Siebert. (Mit 3 Abbildungen.)

Über Infektion und Immunität beim Neugeborenen. Von Dr. Franz v. Groër und Dr. Karl Kassowitz.

Der bösartige Symptomenkomplex beim Scharlach. Von Professor Dr. V. Hutinel. (Mit 7 Abbildungen.)

Die Prognose und Therapie der Lues congenita. Von Dr. Ernst Welde.

Katheterismus des Duodenums von Säuglingen. Von Dr. Alfred F. Hess. (Mit 8 Abbildungen.)

Die verschiedenen Melaenaformen im Säuglingsalter. Von Dr. A. Ritter v. Reuss.

Rachitis tarda. Von Prof. Dr. Emil Wieland.

Autoren-, Sach- und Generalregister.

Inhalt des XII. Bandes.

IV u. 990 S.   gr. 8⁰.   Preis M. 34,—; in Halbleder geb. M. 36,60.

Opsonine und Vaccination. Von Privatdozent Dr. A. Böhme. (Mit 26 Abbildungen.)

Diagnose und Prognose der angeborenen Herzfehler. Von Dr. M. Abelmann.

Das Problem der Übertragung der angeborenen Syphilis. Von Professor Dr. Hans Rietschel.

Über interlobäre Pleuritis. Von Prrivatdozent Dr. Hans Dietlen. (Mit 20 Abbildungen im Text und 2 Tafeln.)

Pathogenese und Klassifikation der milchartigen Ergüsse. Von Dr. S. Gandin.

Über Relaxatio diaphragmatica (Eventratio diaphragmatica). Von Dr. Johannes Bergmann.

Ergebnisse und Richtlinien der Epilepsietherapie, insbesondere d. Brombehandlung in Verbindung mit salzarmer Kost. Von Dr. A. Ulrich.

Die Beziehungen der Menstruation zu allgemeinen und organischen Erkrankungen. Von Prof. Dr. G. Schickele. (Mit 23 Abbildg.)

Über pathologischen Blutzerfall. Von Privatdozent Dr. W. Meyerstein.

Wesen und Gang der tuberkulösen Infektion bei Entstehung der menschlichen Lungenphthise. Von Privatdozent Dr. A. Bacmeister.

Der Harn des Säuglings. Von Dr. Ernst Mayerhofer.

Das Erythema nodosum. Von Oberarzt Dr. C. Hegler. (Mit 8 Abbildungen im Text und einer Tafel.)

Die Pathologie der Blutgerinnung und ihre klinische Bedeutung. Von Privatdozent Dr. Herm. Küster.

Die Lehre vom Urobilin. Von Privatdozent Dr. Friedr. Meyer-Betz.

Die Albuminurie. Von Privatdozent Dr. Ludwig Jehle. (Mit 32 Abbildungen im Text und einer Tafel.)

Über Ernährungskuren bei Unterernährungszuständen und die Lenhartzsche Ernährungskur. Von Oberarzt Dr. K. Kissling. (Mit 17 Abbildungen.)

Autoren-, Sach- und Generalregister.

Inhalt des XI. Bandes.

IV u. 847 S.   gr. 8⁰.   Preis M. 32,—; in Halbleder gebunden M. 34,60.

Die Entstehung des Gallensteinleidens. Von Privatdozent Dr. A. Bacmeister. (Mit 4 Abbildungen und 1 Tafel.)

Der respiratorische Gaswechsel im Säuglingsalter. Von Dr. Albert Niemann.

Das Höhenklima als therapeutischer Faktor. Von Privatdozent Dr. Carl Stäubli.

Organische und anorganische Phosphate im Stoffwechsel. Von Dr. Paul Grosser.

Ergebnisse und Probleme der Typhusforschung. Von Stabsarzt Dr. W. Fornet. (Mit 4 Abbildungen.)

Die anatomischen und röntgenologischen Grundlagen für die Diagnostik der Bronchialdrüsentuberkulose beim Kinde. Von Prof. Dr. St. Engel. (Mit 26 Abbildungen und 5 Tafeln.)

Einige neuere Anschauungen über Blutregeneration. Von Prof. Dr. P. Morawitz.

Der Mechanismus der Herzaktion im Kindesalter, seine Physiologie und Pathologie. Von Dr. Adolf F. Hecht. (Mit 2 Abbildungen und 110 Kurven auf Tafeln.)

Symptomatologie und Therapie des Coma diabeticum. Von Privatdozent Dr. L. Blum.

Einrichtungen zur Verhütung der Übertragungen von Infektionskrankheiten in Kinderspitälern und ihre Beurteilung nach den bisher vorliegenden experimentellen Untersuchungen. Von Stabsarzt Dr. Otto Hornemann und Dr. Anna Müller.

Die Pathogenese der Lichtentzündung der Haut. Von Prof. Dr. A. Jesionek.

Die Nebenschilddrüsen. Von Prof. Dr. W. G. Mac Callum.

Das Empyem im Säuglingsalter. Von Dr. Fritz Zybell. (Mit 1 Abbildung.)

Symptomatologie und Pathogenese der Schwindelzustände. Von Professor Dr. M. Rosenfeld.

Über Wachstum, C. Dritter Teil: Das Längenwachstum des Menschen und die Gliederung des menschlichen Körpers. Von Privatdozent Dr. Hans Friedenthal. (Mit 21 Abb.)

Dauerträger und Dauerträgerbehandlung bei Diphtherie. Von Prof. Dr. W. Weichardt und Martin Pape.

Autoren-, Sach- und Generalregister.

Inhalt der früheren Bände siehe 3. und 4. Umschlagseite.

ISBN 978-3-662-37314-9   ISBN 978-3-662-38051-2 (eBook)
DOI 10.1007/978-3-662-38051-2

VI. Die Beeinflussung der Darmmotilität durch Abführ- und Stopfmittel.

Von

S. Lang-Karlsbad.

Inhaltsübersicht.

Literatur.

Albertoni, Über die Wirkung des Cotoins und Paracotoins. Arch. f. exper. Path. u. Pharm. **17.** 1883.

Arnsperger, H., Die Wirkung des Morphins auf die motorische Funktion des Magen-Darmkanals. Mitteil. d. Kongr. f. inn. Med. 1910.

Aubert, Experiment. Untersuchungen über die Frage, ob die Mittelsalze auf endosmotischem Wege abführen. Zeitschr. f. ration. Med. N. F. **2.** 1852.

Auer, J., The effect of subcutaneous and intravenous injections of some saline purgatives upon intestinal peristalsis and purgation. Amer. Journ. of Physiol. **17.** 1906.

— The purgative inefficiency of the saline cathartics when injected subcutaneously or intravenously. Journ. of biolog. chemistry. **4.** 1907.

Baas, Über die Resorption von Jodkalium im menschlichen und tierischen Magen und über den hemmenden Einfluß des Morphins auf die Magenentleerung. Deutsch. Arch. f. klin. Med. **81.** 1904.

Bachem, Uzara, ein neues Antidiarrhoicum. Berliner klin. Wochenschr. 1911. S. 1514.

Bahrdt und Bamberg, Über die Wirkung niederer organ. Säuren auf die Peristaltik. Zeitschr. f. Kinderheilk. 3. 1912.

Bancroft, B., On the relative efficiency of the various methods of administering saline purgatives. Journ. of biol. chemistry. 3. 1907. S. 191.

— Über die Wirkungsweise der salmischen Abführmittel. Pflügers Arch. 122. 1908. S. 616.

Barger and Dale, β-Iminazolyl-ethylamine, a depressor constituent of intestinal mucosa. Journ. of phys. 41. 1910—11. S. 499.

Barklay, Note on the movements of the large intestine. Arch. of the Roentg. rays. 141.

Bayliss and Starling, The movements and innervation of the small intestine. Journ. of phys. 24. 1899 u. 26. 1901.

v. Benczur, G., Beiträge zur Kenntnis der Peristaltik des Dünndarms. Intern. Beitr. z. Path. u. Therap. d. Ernährungsstörungen. 1. 1910.

v. Bergmann, G., und Lenz, Über die Dickdarmbewegungen des Menschen. Deutsche med. Wochenschr. 1911. S. 1425.

— Zur Wirkung der Regulatoren des Intestinaltrakts. Zeitschr. f. exper. Path. u. Therap. 1913.

— und G. Katsch, Klinisches und Experimentelles über Darmbewegung und Darmform. Deutsche med. Wochenschr. 1913. Nr. 27.

— Einiges Klinische über Darmbewegung und Darmform. Röntgenkongreß 1913.

Best, Über die Verweildauer von Salzlösungen im Darm. Arch. f. Verdauungskrankh. 1913.

— und Cohnheim, Zur Röntgenuntersuchung des Verdauungskanals. Münchner med. Wochenschr. 1911. Nr. 51.

Bickel und Pincussohn, Sitzungsberichte der Berliner Akad. d. Wissensch. 1907.

Bloch, W., Über Fortbewegung des Darminhaltes im Dickdarm beim Menschen. Fortschritte a. d. Geb. d. Röntgenstr. 17. 1911.

Böhm, G., Die habituelle Obstipation, ihre Beziehungen zur Antiperistaltik. Deutsch. Arch. f. klin. Med. 1911.

— Über den Einfluß des Nerv. sympath. und anderer autonomer Nerven auf die Bewegung des Dickdarms. Arch. f. exper. Path. u. Pharm. 72. 1913.

v. Bokai, Exp. Beiträge zur Kenntnis der Darmbewegung. Arch. f. exper. Path. u. Pharm. 23. 1887.

Böttger, Über die physiologische Wirkung der Abführmittel. Inaug.-Diss. 1874.

v. Braam-Houkgest, Untersuchungen über die Peristaltik des Magens und Darmkanals. Pflügers Arch. 6. 8. 1872. 1874.

Brandl und Tappeiner, Versuche über Peristaltik nach Abführmitteln. Arch. f. exper. Path. u. Pharm. 26. 1889.

Brieger, Zur physiol. Wirkung der Abführmittel. Arch. f. exper. Path. u. Pharm. 8. 1878.

Brüning, Über das Verhalten des Schwefels zu Milch sowie zur Schleimhaut des Magen-Darmkanals. Zeitschr. f. exp. Path. u. Therap. 3. 1906.

Buchheim, Über die Wirkung des Glaubersalzes. Arch. f. physiol. Heilk. 13. 1854.

— Über die pharmak. Gruppe des Crotonöles. Virchows Arch. 12. 1857.

— Einige Abführmittel aus der Familie der Convolvulaceen. Arch. f. physiol. Heilk. 1.

Cannon, W. B., The movements of the intestines, studied by means of the Roentgen rays. Amer. Journ. of Physiol. 6. 1902.

— The passage of different foodstuffs etc. 12. 1904.

— Motor activities of the stomach and small intestine after splanchnic and vagus section. Amer. Journ. of physiol. 17. 1906.

— The relation of tonus to antiperistalsis in the colon. Amer. Journ. of Physiol. 29. 1911.

Cannon, W. B., On peristalsis, segmentation and the myenteric reflex. Amer. Journ. of Physiol. 30. 1912.

Carnot et Glénard, Compt. rend. de la soc. de biolog. 1913.

Caesar, Biochemische Zeitschr. 42. 316.

Chiari, R., Abführmittel und Kalkgehalt des Darmes. Arch. f. exper. Path. u. Pharm. 63. 1910.

— und Fröhlich, Erregbarkeitsänderung des vegetat. Nervensystems durch Kalkentziehung. Arch. f. exper. Path. u. Pharm. 64.

— und Januschke, Hemmung von Transsudat- und Exsudatbildung durch Calciumsalze. Arch. f. exper. Path. u. Pharm. 65.

Cobet, R., Über die Resorption von Magnesiumsulfatlösungen und die Wirkungsweise der salinischen Abführmittel. Pflügers Arch. 150. 1913.

Cohnheim, O., Versuche am isolierten Dünndarm. Zeitschr. f. Biol. 38. 1899.

— und Modrakowski, Zur Wirkung von Morphium und Opiumpräparaten auf den Verdauungskanal. Zeitschr. f. physiol. Chem. 71. 1911.

Colin, Physiologie comparé 1854.

Credé, Über ein neues subcutanes und intravenöses Abführmittel (Sennatin). Münchner med. Wochenschr. 1912. S. 2868.

Dale and Laidlaw, The physiolog. action of β-iminazolyl-ethylamin. Journ. of physiol. 41. 1910.

De Heer, Zur Theorie der abführenden Wirkung von $MgSO_4$. Arch. internat. de Pharmakodyn. et de Thérapie. 21. 1911.

Dittler, R., und Mohr, Untersuchungen über das Hormonal. Zeitschr. f. klin. Med. 75. 1912.

— — Neue Untersuchungen über das Hormonal. Mitt. a. d. Grenzgebieten f. inn. Med. u. Chirurg. 1913. S. 902.

Dixon, Hypodermic purgatives. Brit. Med. Journ. 1892.

Ebstein, Istizin, ein neues Abführmittel. Med. Klin. 1913. S. 709.

Elliot and Barclay Smith, Antiperistalsis and other muscular activities of the colon. Journ. of Physiol. 31. 1904.

Enriquet et Hallion, Sur l'éxcitation du peristaltisme intestinal par des extraits d'organes (motiline). Compt. rend. de la société de biol. 1904 und 1911.

D'Errico, Wirkung der Galle und der gallensauren Salze auf den Tonus und die anatomischen Bewegungen des Darmrohrs. Zeitschr. f. Biol. 54. 1910.

Esslemont, Beiträge zur pharmak. Wirkung der Abführmittel der Aloederivatgruppe. Arch. f. exper. Path. u. Pharm. 43. 1900.

Fleckseder, Unveröffentl. Versuche, zit. nach Meyer u. Gottlieb, Exper. Pharmakologie.

Frankl, Th., Über den Wirkungsmechanismus der salin. Abführmittel. Arch. f. exper. Path. u. Pharm. 57. 1907.

— Über die Darmwirkung des Schwefels. Arch. f. exper. Path. u. Pharm. 65.

Frey, E., Die Wirkung des Tannins auf Resorption und Sekretion des Dünndarms. Pflügers Arch. 123. 1908.

v. Fürth, O., und C. Schwarz, Pflügers Arch. 124. 1908.

Gayda, T., Beiträge zur Physiologie des überlebenden Dünndarms von Säugetieren. Pflügers Arch. 151.

Gläßner und Singer, Gallensäure als Abführmittel. Wiener klin. Wochenschr. 1910. Nr. 22.

— — Arch. f. Verdauungskrankh. 13.

Gottlieb und Eckhout, Ein Beitrag zur vergleichenden Opium- und Morphinwirkung. Arch. f. exper. Path. u. Pharm. 56. 1908. Festschrift für Schmiedeberg.

Grober, Deutsch. Arch. f. klin. Med. 83.

Gürber und Frey, Arch. f. exper. Path. u. Pharm. 75. 1914.

— Über Uzara, ein neues organotrop wirkendes Antidiarrhoicum. Münchner med. Wochenschr. 1911. S. 2100.

Hallion und Neppe, Compt. rend. de la soc. de biol. 1907.

Hay, The action of saline cathartics. Journ. of anat. and physio.l 16 und 17. 1881—83.

Heffter, Beiträge zur Pharmakologie des Schwefels. Arch. f. exper. Path. u. Pharm. 51. 1904.

— und Hausmann, Über die Wirkung des Schwefels auf Eiweißkörper. Hofmeisters Beitr. 5. 1904.

Henderson, Acapnia and Shock. Amer. Journ. of Physiol. 24. 1909. S. 66.

Hertz, A., The ileocoecal sphincter. Journ. of Physiol. 47. 1913. S. 54.

— and Alan Newton, The normal movements of the colon in man. Journ. of Physiol. 47. S. 57.

Hesse, O., Der Einfluß des Tannalbins auf die Verdauungsbewegungen bei experimentell erzeugten Durchfällen. Pflügers Arch. 151. 1913.

— und P. Neukirch, Versuche zur Ermittlung der stopfenden Bestandteile im Opium. Pflügers Arch. 151. 1913.

Hesse, A. F., Klinisches über Hormonal. Therap. Monatshefte 1913.

Hirsch, Zur Wirkung des Morphiums auf den Magen. Zentralbl. f. inn. Med. 1901.

Hirz, O., Therapeutische Erfahrungen über Uzara. Münchner med. Wochenschr. 1912. S. 2163.

— Vergleichende Untersuchungen über die Wirkung von Uzara und Opium. Münchner med. Wochenschr. 1913. S. 2220.

— Untersuchungen am überlebenden Darm mit besonderer Berücksichtigung der Wirkung von Uzaron. Arch. f. exper. Path. u. Pharm. 74. 1913.

Holzknecht, G., Die normale Peristaltik des Kolon. Münchner med. Wochenschr. 1909. S. 2408.

— und Sgalitzer, Papaverin zur röntgenolog. Differentialdiagnose zwischen Pylorospasmus und Pylorusstenose. Münchner med. Wochenschr. 1913. Nr. 36.

Hooker, D. R., Effect of carbondioxide and oxygen upon muscular tissue. Amer. Journ. of Physiol. 31. 1912—13.

Hyrayama, Zeitschr. f. exper. Path. u. Therap. 3.

Impens, E., Die Wirkung des Cotoins und ähnlicher Stoffe. Deutsche med. Wochenschr. 1913. Nr. 38.

Inoye und Sato, Über die therapeutische Anwendung der Galle. Arch. f. Verdauungskrankh. 1911.

Jacobj, Beiträge zur physiol. und pharmakol. Kenntnis der Darmbewegungen. Arch. f. exper. Path. u. Pharm. 29. 1891.

Jonas, S., Über die Abhängigkeit der Darmmotilität vom motor. und sekretor. Verhalten des Darms. Wiener klin. Wochenschr. 1911. S. 777.

Katsch, G., u. E. Borchers, Beiträge zum Studium der Darmbewegungen. Zeitschr. f. exper. Path. u. Therap. 12. 1913.

— Der menschliche Darm bei pharmakologischer Beeinflussung seiner Innervation. Fortschritte a. d. Geb. d. Röntgenstr. 21. 1913.

Kaestle u. Breugel, Die Bewegungsvorgänge des menschlichen Dünn- u. Dickdarms usw. Münchner med. Wochenschr. 1912.

Kolb, Die Resorption von Salzgemischen im Darm. Kongr. f. inn. Med. 1908.

Konschegg, A., Über das Verhalten des elementaren Schwefels im Darm. Arch. f. exper. Path. u. Pharm. 62. 1910.

Küpferle, L., Radiolog. Beobachtungen über Dünndarmbewegung. Zeitschr. f. Röntgenkunde. 14. 1912.

Lauder Brunton, On the action of purgative medicines. The practitioner. 1874.

Legros et Onimus, Journ. de l'anatomie et physiol. 1869.

Leubuscher, Virchows Arch. 13. 1886.

Mac Callum, J. B., Über die Wirkung der Abführmittel und die Hemmung ihrer Wirkung durch Calciumsalze. Pflügers Arch. 104. 1904. S. 421.

— On the action of saline purgatives in rabbits and the counteraction of their effect by calcium. Amer. Journ. of Physiol. 10. 1904.

Magnus, R., Versuche am überlebenden Dünndarm. I. bis V. Mitteilung. Pflügers Arch. 102. 103. 108.

Magnus, Die stopfende Wirkung des Morphins. I. und II. Mitteilung. Pflügers Arch. **115.** 1906 und **22.** 1908.

— Der Einfluß des Sennainfuses auf die Verdauungsbewegungen. Pflügers Arch. **122.** 1908. S. 251.

— Der Einfluß des Ricinusöles auf die Verdauungsbewegungen. Pflügers Arch. **122.** 1908. S. 261.

— Pharmakologie der Magen- und Darmbewegung. Asher-Spiro, Ergebn. d. Physiol. II. 2 1903 und VII. 1907.

— Handbuch der physiol. Methodik von Tigerstedt.

Mahlo, A., Über die Wirkung des Opiums auf den menschlichen Magen-Darmkanal. Arch. f. klin. Med. **110.** S. 562.

Maillards, L. C., Influence de soufre colloidale etc. Journ. de phys. et de pathol. **13.** 1909.

Meltzer and Auer, Studies of magnesium-salts. IV. Amer. Journ. of Physiol. **17.** 1906 bis 1907.

Meyer, H., Über den wirksamen Bestandteil des Ricinusöles. Arch. f. exper. Path. u. Pharm. **28.** 1891.

— Über Aloe. Arch. f. exper. Path. u. Pharm. **27.**

Meyer-Betz und Gebhardt, Röntgenuntersuchungen über den Einfluß der Abführmittel auf die Darmbewegung des gesunden Menschen. Münchner med. Wochenschr. 1912.

— Zur Kenntnis der normalen Dickdarmbewegung. Münchner med. Wochenschr. 1912.

Merckx, Le sorte de sulfates purgatives dans l'intestin grêlc. Arch. internat. de Pharmacodynamie et de Therap. 1906.

Modrakowski und Sabat, Experim.-röntgenolog. Untersuchungen über die Innervation des Magendarmkanals und über die Wirkung des Morphins. Röntgenkongreß 1913.

Moreau, Archive générale de Médicine. 1870.

Müller, Münchner med. Wochenschr. 1912. Nr. 5.

Nothnagel, H., Beiträge zur Physiologie und Pathologic des Darmes. Berlin 1884.

Olbert und Holzknecht, Morphin und Magenmotilität. Kongr. f. inn. Med. 1911. (Zeitschr. f. klin. Med. **71.**)

Padtberg, J. H., Der Einfluß des Koloquintendecoctes auf die Verdauungsbewegungen. Pflügers Arch. **134.** 1910.

— Der Einfluß des Magnesiumsulfats auf die Verdauungsbewegung. Pflügers Arch. **129.** 1909.

— Über die stopfende Wirkung von Morphin und Opium beim Koloquintendurchfall. Pflügers Arch. **139.** 1911.

Pal, J., und Berggrün, Über die Wirkung des Opiums auf den Dünndarm. Strickers Arbeiten 1890.

— Neuere Untersuchungen über die Wirkung des Opiums und Morphiums auf den Darm. Wiener med. Presse 1900. Nr. 45.

— Über die Beziehungen zwischen Zirkulation, Motilität und Tonus des Darmes. Wiener med. Presse 1901. Nr. 44.

— Über eine neue typische Wirkung der Körper der Morphingruppe. Zentralbl. f. Physiol. **16.** 1902.

— Über die Papaverinreaktion der glatten Muskeln usw. Med. Klin. 1913. S. 1796.

— Experim. u. klinische Studien über die Wirkung des Papaverins. Wiener med. Wochenschr. 1913. S. 1050.

— Die Wirkung des Opiums, seiner Komponenten und Ersatzpräparate. Deutsche med. Wochenschr. 1913. S. 395.

Podwyssotzki, Pharmak. Studien über Podophyll. peltat. Arch. f. exper. Path. u. Pharm. **13.** 1880.

Pohl, J., Über Darmbewegung und ihre Beeinflussung durch Gifte. Arch. f. exper. Path. u. Pharm. **34.** 1894.

Popielski, L., Erscheinungen bei direkter Einführung von chem. Körpern in die Blutbahn. Zentralbl. f. Physiol. 24.
— Pflügers Arch. 128. 1909.
Popper, E., Über einen Unterschied in der Wirkung des Morphins und Opiums auf den Darm. Deutsche med. Wochenschr. 1912. S. 308.
— und Frankl, Über die Wirkung der wichtigsten Opiumkaloide auf den überlebenden Darm. Deutsche med. Wochenschr. 1912.
— Über die Empfindlichkeit des überlebenden Darms auf Einwirkung der Opiumalkaloide und des Pantopons. Pflügers Arch. 153. 1913.
Radziejewski, Zur physiol. Wirkung der Abführmittel. Arch. f. Anat. u. Physiol. 1870.
Rieder, H., Die physiolog. Dickdarmbewegung beim Menschen. Fortschritte a. d. Geb. d. Röntgenstr. 18. 1911—12.
Riegel, F., Über den Einfluß des Morphins auf die Magensaftsekretion. Zeitschr. f. klin. Med. 40. 1900.
Rodari, Exp.-biolog. Untersuchungen über Pantopon. Therap. Monatshefte. 1909.
Romano, Action du calomel, du l'huile de ricine et de la cascara sagrada sur la mouqueuse de tube digestive. Arch. ital. de Biolog. 57. 1912.
Rona und Neukirch, Experimentelle Beiträge zur Physiologie des Darms I., II. u. III. Mitteilung. Pflügers Arch. 144. 146. 148.
Roux, J. C., et V. Balthasard, Étude du fonctionnement moteur de l'estomac. Arch. de phys. norm. et path. 5. 1908.
v. Sabatowski, Wiener klin. Wochenschr. 1912. Nr. 3.
Sabbatani, Tossicità del solfo colloidale per iniezione endovenose. Pathologica 5. 1913.
Sahli, Über Pantopon. Therap. Monatshefte 1909.
Schapiro, Die Wirkungen von Morphium, Opium und Pantopon auf die Bewegungen des Magen-Darmtraktus des Menschen und des Tieres. Pflügers Arch. 151. 1913.
Schlagintweit, Exp. Versuche mit Hormonal. Arch. internat. de Pharmacodyn. et de Thér. 23.
Schmidt, A., Klinik der Darmkrankheiten. 1912.
Schüpbach, A., Über den Einfluß der Galle auf die Bewegungen des Dünndarms. Zeitschr. f. Biol. 51. 1908.
Schütz, J., Über Abführkuren mit Glaubersalzwässern. Ergebn. d. inn. Med. u. Kinderheilk. 7. 1911.
Schwarz, G., Zur Physiologie und Pathologie der menschlichen Dickdarmbewegung. Münchner med. Wochenschr. 1911. S. 1489.
— Zur genauen Kenntnis der großen Kolonbewegungen. Münchner med. Wochenschr. 1911. S. 2060.
Schwenter, J., Über Verdauungsversuche mit Opium, Morphium, Pantopon und morphinfreiem Pantopon. Fortschritte a. d. Geb. d. Röntgenstr. 19.
Sieber, D., Arch. internat. de Pharmacodyn. et Th. 22. 1912. S. 269.
Singer, G., und K. Gläßner, Die Wirkung der Gallensäuren auf die Darmperistaltik. 28. Kongr. f. inn. Med. 1911.
Spitzer, W., Experiment. Untersuchungen über die Darmwirkung des Opiums und Morphiums. Diss. Breslau 1891 und Virchows Arch. 123. 1891.
Stadelmann, Exp. Untersuchungen über die Wirkung von Abführmitteln bei Gallenabwesenheit im Darm. Arch. f. exper. Path. u. Pharm. 37. 1896.
Stierlin, E., Der Einfluß des Sennainfuses auf die Verdauungsbewegungen beim Menschen. Münchner med. Wochenschr. 1911.
— Ein Beitrag zur radiograph. Untersuchung des Kolons. Zeitschr. f. klin. Med. 70. 1910.
— Über chron. Funktionsstörungen des Dickdarms. Ergebn. d. inn. Med. u. Kinderheilk. 10. 1913.
— und Schapiro, Die Wirkung von Morphium, Opium u. Pantopon auf die Bewegungen des Verdauungstraktes beim Menschen und beim Tier. Münchner med. Wochenschr. 1912. S. 2714.

Straub, W., Die pharmakodynam. Wirkung des Narkotins im Opium. Zeitschr.
  f. Biochem. 41. S. 419.
— Über Narcophin, ein rationelles Opiumpräparat. Münchner med. Wochenschr.
  1912.
Taegen, Über die Abführwirkung des Schwefels. Arch. f. exper. Path. u. The-
  rap. 69.
Thiry, Sitzungsberichte der Wiener· Akad. d. Wissenschaft. 1864.
Tyrode, M: V., The mode of action of some purgative salts. Arch. internat. de
  Pharmakodynam. 20.
Ury, H., Biochem. Zeitschr. 23.
— Zur Lehre von der Wirkung der Abführmittel. 4 Mitteilungen. Arch. f. Ver-
  dauungskrankh. 14. u. 15.
Valeri, Verändert die Galle die Abführwirkung der Aloe und des Kalomels?
  Arch. internat. de Pharmacodyn. et de Thérap. 19.
— Wirkung einiger Abführmittel auf die Resorptionsgeschwindigkeit des Ver-
  dauungskanals. Arch. ital. de Biolog. 52.
Vamossy, V., Zur Wirkung der Opiumkaloide auf die Darmbewegung. Deutsche
  med. Wochenschr. 1897. S. 457.
Vieth, Über ein synthet. gewonnenes Abführmittel. Münchner med. Wochenschr.
  1901, Nr. 35.
Von den Velden, Zur Pharmakologie der Magenmotilität. Kongr. f. inn. Med.
  1910.
Vulpian, Gazette méd. 1873.
Wagner, De effectu natrii sulfurici. Inaug.-Diss. Dorpat 1853.
Wallace und Cushny, Über Darmresorption und salin. Abführmittel. Pflügers
  Arch. 77. 1899.
Weiland, W., Zur Kenntnis der Entstehung der Darmbewegung. Pflügers Arch.
  147. 1912.
Weise, Über die Verhältnisse der Resorption hypertonischer Natrium- und Mag-
  nesiumsulfatlösungen im Dünndarm. Arch. intern. de Pharmacodyn. et de
  Thérap. 21.
Winternitz, H., Über morphinfreies Pantopon usw. Münchner med. Wochenschr.
  1912. S. 853.
Zehbe, M., Über den Einfluß des Opiums und seiner Derivate auf die moto-
  rischen Funktionen des normalen Magendarmkanals. Therap. Monatshefte
  1913. Heft 6.
Zülzer, G., Marxer und Dohrn. Berliner klin. Wochenschr. 1908. Nr. 46.
— Therap. d. Gegenw. 1911. S. 197.
— Med. Klinik. 1910. Nr. 11.
— Deutsche med. Wochenschr. 1912.
Zunz, E., Contribution à l'étude de l'action de la morphine sur la digestion
  de la viande chez le chien. Mémoirs de l'académie de Médécine Belgique.
  1909.

I. Einleitung.

Die Analyse therapeutischer Maßnahmen sowie das Verständnis
pathologischer Vorgänge ruht auf erschöpfender Kenntnis physiologischen Geschehens. Jeder Fortschritt in physiologischer Erkenntnis ist
von einer Erweiterung und Vertiefung unseres Wissens auf diesen Ge-
bieten gefolgt, und solche Fortschritte knüpfen sich innig an die Auf-
findung neuer Methoden. So haben auf dem Gebiete der Magen-Darm-
physiologie Pawlows fundamental neue Methoden einen ungeahnten
Einblick in den verwickelten Mechanismus der Verdauungsvorgänge uns

vermittelt, deren genauere Kenntnis für Pathologie und Therapie der Magen-Darmerkrankungen noch fortdauernd Früchte trägt. Während so Pawlow und seine Schule, O. Cohnheim u. a. die Lehre von der Resorption und Sekretion ausbauten, gestattete eine inzwischen vervollkommnete neue Methode, das Röntgenverfahren, die Inangriffnahme einer anderen Seite des Verdauungsproblems, das Studium der normalen Verdauungsbewegung, wie es zuerst von Roux und Balthazard (für den Frosch) und von Cannon in erschöpfender Weise (für die Katze) durchgeführt wurde. Was letztere Methode so besonders wertvoll machte ist der Umstand, daß sie zum ersten Male natürliche Versuchsbedingungen schuf. Die bisher geübten Methoden zur Beobachtung der Darmbewegungen (v. Braam-Houckgest: Eröffnung der Bauchhöhle in körperwarmer, physiologischer Kochsalzlösung, Cyon: Beobachtung des Darmes in einer mit physiologischer Kochsalzlösung ausgefüllten, durch Hochziehen der Bauchschnitt-Wundränder entstandenen Mulde, Pohl: Öffnung der Bauchhöhle in einem entsprechend konstruierten Wärmekasten, Brandl und Tappeiner sowie Esslemont: Einführung von luftgeblähten Ballons in den Darm, Fistelmethoden usw.) machten die Eröffnung der Bauchhöhle nötig, welcher Eingriff den Ablauf der Darmbewegungen in verschiedener Weise störend beeinflußt. Andererseits war aber mit dem Röntgenverfahren auch die Möglichkeit gegeben, am Menschen die Verdauungsbewegungen unter physiologischen Verhältnissen zu verfolgen. Während es jedoch gelang, bei verschiedenen Tierarten eine fast lückenlose Kenntnis des Ablaufs der Verdauungsbewegungen zu gewinnen, — wobei die von Katsch und Borchers ausgearbeitete Methode des experimentellen Bauchfensters eine willkommene Ergänzung lieferte — sind die für den Menschen erhaltenen Resultate nach manchen Richtungen nicht als abschließend zu bezeichnen. Viele, zum Teil einander widersprechende Beobachtungen bedürfen noch der Aufklärung, aber auch auf der schon bisher gewonnenen physiologischen Grundlage gewinnt die Röntgenmethode fortschreitend an Bedeutung für die Kenntnis der Ätiologie und die Diagnostik pathologischer Bewegungsvorgänge im Darmtrakt (Stierlin, Bergmann, Katsch), wie sie für die Diagnostik der Magenerkrankungen ein unentbehrliches Hilfsmittel geworden ist. Andererseits gestattet die Methode — auch hier in mancher Richtung ergänzt durch Beobachtungen am experimentellen Bauchfenster — die Einwirkung pharmakologischer Agentien auf die Motilität des Darmes direkter Beobachtung zugänglich zu machen, die Art ihrer Wirkung und den Ort ihrer Angriffspunkte festzustellen, — unter physiologischen wie unter pathologischen Bedingungen. Einen Ausschnitt aus diesem Gebiete der experimentellen Therapie, die Wirkung der Abführ- und Stopfmittel, sollen auf Grundlage der neueren Untersuchungen die folgenden Ausführungen erörtern.

Zur besseren Übersicht über die bisher gewonnenen Ergebnisse sei zunächst eine kurze Zusammenstellung der im Tierexperiment erhaltenen Beobachtungen über die Bewegung des Darmes gegeben.

II. Die Darmbewegungen beim Tiere.

a) Die Bewegungen des Dünndarms (bei Katze und Kaninchen).

Im nüchternen Zustande ist der Darm bewegungslos (die „Leertätigkeit" erfolgt nur alle $1^1/_2$ bis $2^1/_2$ Stunden), anämisch und in tonischer Contraction; nach der Nahrungsaufnahme wird er blutreicher, dicker und zeigt zwei Hauptformen der Bewegung:

1. Die von Ludwig zuerst beschriebene Pendelbewegung; sie stellt rhythmische Contractionen der Darmmuskulatur dar, die in Zeiträumen von 5 bis 6 Sekunden — etwa 10 bis 12 in der Minute — als gleichzeitige Contractionen und gleichzeitige Erschlaffung sowohl der Rings- wie der Längsmuskelschicht erfolgen; sie entstehen wahrscheinlich durch einen lokalen Dehnungsreiz (Bayliss und Starling, Cannon), sind am ausgeschnittenen, überlebenden Darm noch zu beobachten und stehen unter dem Einfluß des Auerbachschen Plexus (Magnus). Katsch und Borchers beschreiben nach ihren Beobachtungen am Bauchfenster-Kaninchen ein Längspendeln, Contractionen der Längsmuskelschicht, das beim Kaninchen die häufigste Form des Pendelns vorstellt und auch am leeren Darme vorkommt, ein Querpendeln, Contractionen der Ringmuskelschicht, das nur bei gefülltem Darme — bei der Katze häufiger — auftritt, und den später zu erwähnenden „rhythmic segmentations" Cannons entspricht. Bei lebhaften Darmbewegungen kombinieren sich die Bewegungen beider Muskelschichten.

2. Die peristaltische Bewegung. Sie ist nach Bayliss und Starling ein Reflex, der durch jeden, die Darmwand innen oder außen treffenden Reiz ausgelöst, oralwärts eine starke Contraction, analwärts eine Erschlaffung von beträchtlicher Länge hervorruft; sie dient vorwiegend der Fortbewegung unverdauten und festen Darminhalts, treibt aber auch häufig größere Mengen von flüssigem Chymus durch den fortschreitenden Contractionsring vor sich her (Rollbewegung); auch diese Form der Darmbewegung ist eng mit dem Plexus Auerbach verknüpft. [Nach Entfernung von Mucosa und Submucosa samt dem Meißnerschen Plexus bestehen Pendel- und peristaltische Bewegung am ausgeschnittenen Darme fort, fehlen aber an zentrenfreien Präparaten der Ringmuskulatur; letztere zeigen auch auf Reizung keine rhythmischen Contractionen mehr (Magnus); ringförmige, bis auf die Submucosa durchgehende, innerhalb kurzer Abstände voneinander im Dünndarm angelegte Einschnitte führen durch Durchtrennung des Plexus Auerbach vollständiges Aufhören der Peristaltik herbei, während die Pendelbewegung erhalten bleibt (Cannon).]

Cannon hat nun den Ablauf der Darmbewegungen unter normalen Verhältnissen mit Hilfe der Röntgenstrahlen beobachtet. Katzen erhielten eine mit Wismut vermengte Nahrung und dann wurden die verschiedenen Phasen der Vorwärtsbewegung des Speisebreies auf dem Röntgenschirme verfolgt. Die Pendelbewegungen stellten sich als rhythmische Segmentationen des Darminhaltes dar; an verschiedenen Stellen der Darmwand bilden sich Contractionsringe, die den Speisebrei in verschiedene Abteilungen abschnüren, zwischen den abgeschnürten Stellen bilden sich wieder neue Einschnürungen, letztere vertiefen sich, während die ersteren erschlaffen, und so erfolgt an denselben Stellen ein beständiger Wechsel von Abteilen und wieder Zusammenfließen des Darminhalts. Dadurch wird eine innige Durchknetung und Durchmischung des Speisebreies erzielt und immer eine neue Stelle der resorbierenden Darmwand mit demselben in Berührung gebracht. Ist die Eindickung des Speisebreies entsprechend weit vorgeschritten, so wird er durch eine peristaltische Welle gegen das Kolon befördert. Der Zeitpunkt dieser Dünndarmentleerung hängt wesentlich von der Art der Nahrung ab; nach Kohlehydratnahrung verlassen die ersten Anteile des Speisebreies durchschnittlich nach 4 Stunden, bei Fettnahrung nach 5, bei Eiweißfütterung nach 6 Stunden den Dünndarm.

b) Die Bewegungen des Dickdarms.

Während die Dünndarmbewegungen bei den bisher untersuchten Tieren völlige Übereinstimmung zeigen, weisen die Bewegungen des Dickdarms — entsprechend dem verschiedenen anatomischen Bau bei verschiedenen Tieren — für jede Tierart große Unterschiede auf. So sind auch die Bewegungsvorgänge bei Katze und Kaninchen streng auseinanderzuhalten.

1. Bei der Katze. Nach Cannons Untersuchungen sind am Katzenkolon zwei funktionell verschiedene Abschnitte zu unterscheiden, ein proximaler (etwa dem menschlichen Coecum und Colon ascendens entsprechend), der der Verdauung dient und dessen hauptsächlichste Bewegungsform von Antiperistaltik gebildet wird (zuerst von Jacobj beobachtet), und ein distaler Abschnitt, in dem der fertig gebildete Kot sich findet. Sobald durch eine kräftige Contraction des Ileums Dünndarmchymus durch den Sphincter ileo-colicus in das Kolon getrieben ist, beginnt das Spiel der Antiperistaltik; dieselbe geht meist von einem an der Grenze des ersten Kolondrittels gelegenen Contractionsringe aus, der die beiden Abschnitte des Kolons trennt; nach Cannons Beobachtungen weist dieser Contractionsring, der auch an andern Stellen auftreten kann, Pulsationen auf, von denen im Rhythmus der Pulsationen antiperistaltische (von Cannon anastaltische genannt) Wellen gegen das Coecum verlaufen, die den Darminhalt durchmischen, durch Wasserresorption eindicken. Diese Wellen dauern — 5 bis 6 in einer Minute — 2 bis 8 Minuten, worauf eine Ruhepause von 15 bis 20 Minuten folgt. Hat auf diese Weise der Darminhalt festere Konsistenz angenommen und füllt das erste Drittel des Kolons an, so erschlafft der Contractionsring, um eine kleine Portion durchtreten zu lassen; dieselbe wird durch langsame, distalwärts gerichtete Wellen weiter befördert. Dabei sind die abgetrennten und vorgeschobenen Kotballen durch tiefe Contractionsringe voneinander getrennt, nur in dem unmittelbar vor dem Anus gelegenen Teile ist der Kot zu einer dünnen Säule komprimiert. Die Defäkation erfolgt nun in der Weise, daß sich ein größerer Abschnitt

17*

des proximalen Kolons stark contrahiert und seinen Inhalt ins distale
Kolon vorschiebt, wo jene die einzelnen Kotballen trennenden Contractionsringe verschwinden; an ihre Stelle tritt eine starke, breite
Contraction der Ringmuskulatur, die gegen den Anus vorwärts schreitet;
dann erfolgt durch Contraction der Längsmuskulatur eine Verkürzung
des absteigenden Kolons, das sich dadurch an das Contractionsgebiet
heranzieht und Material in das Rectum schiebt; durch Fortschreiten
dieser Contraction auf das Rectum, unterstützt durch die Aktion der
Bauchpresse, wird die abgetrennte Kotmasse ausgestoßen.

Diese mit dem Röntgenverfahren festgestellten Beobachtungen
Cannons wurden für die Katze von Elliot und Barclay-Smith an
Tieren, denen die Bauchhöhle im warmen Kochsalzbade eröffnet wurde,
bestätigt; auch Boehms direkte Beobachtungen des in Ringerlösung
(bei eröffneter Bauchhöhle) schwimmenden Katzendarms zeigen mit den
erwähnten Befunden gute Übereinstimmung. Boehm sah „bei guter
Kolonfüllung stets eine tiefe Schnürfurche am Ende des ersten Kolondrittels; oralwärts davon waren vorwiegend antiperistaltische Wellen,
aboral davon nur analwärts gerichtete Wellen zu erkennen. Die Bewegung im ersten Abschnitte war viel lebhafter als im zweiten. Der
Contractionsring blieb lange Zeit unverändert bestehen; wenn er langsam erschlaffte, bildete sich etwa $^1/_2$ cm distalwärts ein neuer; dadurch
gelangte ein kleiner Teil des Inhaltes vom ersten in den zweiten Abschnitt; durch Neubildung des ersten Contractionsringes wurde die Tren-
nung zwischen erstem und zweitem Abschnitt wieder hergestellt. Nach
Erschlaffung des zweiten Contractionsringes wurde dann der abgeschnürte
Kotballen durch analwärts verlaufende Wellen weiter befördert."

2. Beim Kaninchen. Der Kaninchendickdarm unterscheidet sich
wesentlich von dem der Katze. Er besitzt ein großes und weites (etwa
$^1/_2$ m langes) Coecum, dessen dünne Wandung von einem spiralig verlaufenden tänienartigen Streifen durchzogen ist; der proximale und
kürzere Kolonabschnitt hat einen geringeren Umfang als das Coecum
und besitzt drei Tänien, zwischen denen die Wandung in viele kleine
Sacculi geteilt ist; das distale Kolon ist wieder enger und seine Wandung sehr dünn. Am Coecum beobachteten Katsch und Borchers
(mittels des Bauchfensters) große und kleine Bewegungen vom Charakter
der Pendelbewegung, Contractionen der (hier anatomisch präformierten)
Haustren, peristaltische Contractionen, die vom Coecum gegen das Kolon
und nach kurzer Pause in entgegengesetzter Richtung verlaufen. Im
Gegensatz zu anderen Autoren fanden sie im Coecum die Antiperistaltik
besonders ausgeprägt; im proximalen Kolon sind die Bewegungen der
Haustren, die hier nicht anatomisch vorgebildet, sondern funktionell
sind, besonders charakteristisch; die Ausstülpungen treten bald hier,
bald dort auf, sie wandern die Tänien entlang. Katsch unterscheidet
dabei (nach Bauchfenster-Beobachtungen am Kaninchen und Affen) je
nachdem die Sacculi in gleicher Größe und in gleichem Abstande voneinander ganz regelmäßig an der Taenia libera stehen, eine isomorphe
Haustration von einer polymorphen, bei der die einzelnen Haustren

ganz unregelmäßig ausgebildet sind. Bei isomorpher Haustration beobachtete Katsch das von ihm so genannte „Haustrenfließen"; das einzelne Säckchen scheint dabei um seine Achse zu rotieren und verschiebt sich nach seitlicher Richtung, während die ganze Kette der Haustren entlang der Tänie zu fließen scheint. Genaue Verfolgung dieser Bewegungsform führt zur Auffassung, daß die Sacculi strukturell nicht vorgebildet sind, sondern bloß durch verschiedene Contractionszustände der einzelnen Muskelringe zustande kommen. Durch diese haustralen Bewegungen findet eine innige Durchmischung und Eindickung des Darminhaltes und seine Formung zu den charakteristischen „Pillen" statt; dabei kann auch gleichzeitig eine leichte Vorwärtsrollung der einzelnen Scybala erfolgen. Antiperistaltik ist in diesem Abschnitte (nach Katsch) eine seltenere Bewegungsform. Die einmal im proximalen Kolon erzeugten Kotpillen, die durch Contractionsringe voneinander getrennt sind, werden in dem langen distalen Kolon durch langsame Peristaltik zum After befördert. Die Defäkation findet nicht, wie bei der Katze, mit Hilfe der Bauchpresse in seltenen großen Schüben, sondern kontinuierlich statt (Boehm).

III. Die Darmbewegungen beim Menschen.

Wie in vorhergehender Darstellung gezeigt werden konnte, gestattet das Ergebnis der übereinstimmend sowohl im Röntgenverfahren als auch mit andern Methoden erhaltenen Resultate für Katze und Kaninchen eine fast lückenlose Übersicht über die Bewegungen des Darmes. Begreiflicherweise liegen für den Menschen die Versuchsbedingungen viel schwieriger. Weitgehende individuelle Verschiedenheiten, bedingt durch verschiedene Beeinflußbarkeit der zentralen wie peripheren Darminnervation, verschiedene Reaktionsfähigkeit im Erfolgsorgan, Verschiedenheiten der angewandten Versuchstechnik, die größere Schwierigkeit aus Formveränderungen des Darmes, die wegen der Gefährlichkeit zu knapp hintereinander vorgenommener Aufnahmen nur in gewissen Intervallen registriert werden können, kontinuierlich ablaufende Bewegungsvorgänge zu erschließen, und vieles andere mehr beeinträchtigen in hohem Grade eine sichere Deutung der zahlreich vorliegenden Befunde. Doch machen letztere für die menschlichen Dünndarmbewegungen ein ganz ähnliches Verhalten wie für jene im Tierversuche bereits geschilderten recht wahrscheinlich.

Küpferle, sowie Kästle und Breugel beschreiben im Dünndarm auch die beiden Hauptformen an Bewegung, die Pendel- oder Mischbewegung und die Peristaltik. Letztere Autoren schildern in ihren röntgenkinematographischen Versuchen „ein Ausrollen und Durchkneten des Darminhalts, ein Wiederzusammenrollen eines ausgewalzten bandförmigen Streifens, das Auftreten regelmäßig angeordneter Einkerbungen („rhythmic segmentations"); dabei haben diese Bewegungen keine besondere Vorwärtsbewegung zur Folge. Die Knetbewegungen können auch so erfolgen, daß eine bandförmige Masse 2 bis 3 mal geteilt wird,

so daß bald gleichmäßig große, bald verschieden große kugelige Gebilde
entstehen. Zwischen Jejunum und Ileum besteht in dieser Hinsicht
kein Unterschied. Die Peristaltik vollzieht sich in der Weise, daß eine
häufchenförmige Masse, die vorher der Knetbewegung unterlegen hatte,
kolonwärts zu einem Band auseinandergezogen wird, an dem man oft
den Achsencylinder und die Kerkringschen Falten erkennen kann; dann
setzt sich die Inhaltsmasse in Bewegung, passiert eine Umbiegungsstelle
des Darmes und hält, nach Zurücklegen einer kürzeren oder längeren
Strecke, indem das Band kolonwärts zu einem Knäuel zusammenläuft;
spärliche Reste bleiben im durchlaufenen Darmstück liegen. Die kürzeste
Dauer des Knetvorganges beträgt 20 Sekunden, die längste im unteren
Ileum 60 Sekunden. Ein Darmstück von etwa 12 cm Länge wurde
unter der Förderungsperistaltik in 15 Sekunden durchlaufen. Rasche
und langsame Bewegungen kommen vor. Der Übertritt des Speisebreies
ins Kolon erfolgt rhythmisch." Nach A. Hertz findet im Ileum eine
besonders lange Verdauung statt; er beobachtete oft einstündiges Verweilen des Chymus im Ileum; seiner Meinung nach hat der Sphincter
ileocolicus die Aufgabe, einen zu raschen Übertritt des Chymus vom
Ileum zum Coecum zu verhindern, bis die Verdauung und Resorption
eine möglichst ausgiebige geworden ist. Gewöhnlich ist im unteren Ileum
die Peristaltik träge; nur während und unmittelbar nach den Mahlzeiten kommt es zu einer lebhaften Peristaltik im Ileum unter gleichzeitiger Erschlaffung des Sphinkters; beide Vorgänge sind Folgen eines
Reflexes („Gastro-iliac reflex", A. Hertz und Alan Newton). Die
Aufenthaltsdauer des Speisebreies im Dünndarm beträgt etwa 3 bis
6 Stunden; die ersten Anteile können den Dünndarm schon nach 2 bis
3 Stunden passiert haben, nach 6 bis 8 Stunden sind normalerweise
die Dünndarmschatten verschwunden.

Bezüglich der Dickdarmbewegungen gelten besonders die einleitend
vorausgeschickten Bemerkungen über die Divergenz der vorliegenden
Untersuchungsergebnisse; die Lehre von den Bewegungen des Dickdarms
ist zurzeit eben noch in reger Entwicklung begriffen, und daher ist
keine endgültige Zusammenfassung, nur eine Registrierung der verschiedenen Beobachtungen möglich.

Holzknecht hat bei 1000 Füllungen des Kolons im Jahre 1909
nur 2 mal Peristaltik desselben beobachten können; diese Peristaltik be-
schreibt er als einen vehementen Akt, der durch plötzliche Verschiebung
einer langen (ein Drittel des Kolons) Kotsäule in den nächsten leeren
Kolonabschnitt geschieht. Der Verschiebung der Kotsäule geht ein plötz-
liches Verstreichen der haustralen Segmentation voraus, und derselbe
Zustand besteht in dem nächstfolgenden Kolonabschnitt während des
Eindringens der Kotsäule; nachher treten aber rasch wieder die Haustren
auf. Mit 3 bis 4 derartigen, ca. 3 Sekunden dauernden Verschiebungen,
die in Intervallen von 8 Stunden erfolgen, wird das ganze Kolon durch-
wandert. Während der übrigen Zeit soll das Kolon sich ruhig befinden.
Demgegenüber stellte Schwarz fest, daß sich im Coecum und Colon
ascendens immer Formveränderungen beobachten lassen, eine Art lang-

samer, peristaltischer Bewegung, die keine bestimmte Richtung aufweisen — „kleine Bewegungen" des Kolons —, die eine Mischungs-, Zerteilungs- und Auswalzfunktion besitzen: daneben kommen große Bewegungen (Holzknechts) vor, die rasch wandernde Contractionen der gesamten Ringmuskulatur darstellen, hauptsächlich während und vor der Defäkation; die von Bloch, Boehm nach Beobachtungen bei spastischer Obstipation, von Stierlin an normalen und Fistelfällen angenommene Antiperistaltik des menschlichen Kolons deutet Schwarz als Hypermotilität der kleinen Bewegungen mit einer Unordnung der Verteilungsbewegungen. Nun folgen eine Reihe wichtiger Arbeiten über Antiperistaltik und Kolonbewegungen (Bergmann und Lenz, Meyer-Betz, Rieder, Stierlin, Kaestle, Boehm u. a.), die in der Arbeit Stierlins in diesen Ergebnissen ausführlich besprochen wurden, so daß ich, um Wiederholungen zu vermeiden, darauf verweisen muß. Es sei nur noch erwähnt, daß seither die großen Bewegungen Holzknechts auch von Barclay in zwei Fällen von Magencarcinom, von A. Hertz in einem Falle von Colit. membranac. beobachtet wurden, und daß letzterer Autor neuerdings drei Fälle von Röntgenbeobachtungen an normalen Menschen mitteilt, in denen kurz nach den Mahlzeiten rasche Entleerung des Colon transvers. ins Colon descend. einwandfrei festgestellt wurde.

Fassen wir zusammen, was die bisherigen Beobachtungen — die in manchen Punkten noch weiterer Bestätigung bedürfen — ergaben, so sind folgende Bewegungen im menschlichen Dickdarm beschrieben worden:

1. Pendelbewegungen, kleine rhythmische Contractionen, die ein Hin- und Herbewegen der Ingesta veranlassen, ähnlich den Pendelbewegungen des Dünndarms und mit derselben Funktion. Hierher gehören die „kleinen Kolonbewegungen" von Schwarz, die verschiedenen Formen der haustralen Bewegung, das „Haustrenpendeln", das „Haustrenfließen", welch letzteres Katsch in ähnlicher Weise wie für das Kaninchen beschrieben, auch für den Menschen wahrscheinlich zu machen suchte (bei isomorpher Haustration Haustrenfließen, bei polymorpher Haustration Stülp- und Einziehbewegungen, Haustrenbildung rein funktionell, bedingt durch die Sammlung der Längsmuskelschicht zu Tänien und durch den Tonus der Kolonmuskulatur), ferner die großen Pendelbewegungen (Rieder), auch hin und her wogende Bewegung genannt, welche rhythmisch auftretende Verziehung eines Darmstückes in der einen oder anderen Richtung seiner Längsachse ohne Änderung des Lumens bewirkt.

2. Die peristaltische Bewegung, von demselben Charakter wie am Dünndarm.

3. Die antiperistaltische Bewegung, besteht in rückläufigen Wellen, die im Bereiche des proximalen Kolons (aber auch bis über die Flexur. lineal.) nach Rieder ihren Ursprung nehmen und gegen das Coecum verlaufen. Das Vorkommen dieser Bewegungsform beim Menschen wird von Rieder u. a. bestimmt behauptet, von andern Autoren geleugnet.

4. „Die großen Bewegungen" Holzknechts; diese Bewegungen scheinen normalerweise nicht bei allen Menschen vorzukommen; sie sind häufig während der Defäkation zu beobachten und können durch reizende Darmklystiere hervorgerufen werden. Nach Rieder treten sie normalerweise auch unabhängig von der Defäkation auf; sie bestehen in einer proximalen, starken Contraction der Ringmuskulatur, während distalwärts der Tonus der Ringmuskulatur auf einer großen Strecke sinkt; sie finden sich am häufigsten im Colon transvers. und descendens, oft verbunden mit wurmartiger Krümmung des transvers. und starker haustraler Segmentation. Nach Hertz geht der Anreiz zu dieser Bewegung von einem gastro-kolischen Reflexe aus, der eintritt, sobald Nahrung in den leeren Magen kommt.

Die Dauer der Dickdarmpassage ist außerordentlich verschieden; sie schwankt von mindestens 20 bis 36 Stunden.

IV. Ursachen und Bedingungen für die Entstehung der Darmbewegung.

Nach Durchschneidung der extraintestinalen Nerven, Vagus und Splanchnicus, sah Cannon die Pendel- und peristaltische Bewegung ungestört vor sich gehen; ausgeschnittene Darmstücke, mit Blut durchströmt (Ludwig, Salvioli), oder in zweckmäßige Nährlösung gebracht (O. Cohnheim, Magnus) zeigen die charakteristischen Darmbewegungen. Demnach muß die letzte Ursache für die Entstehung der rhythmischen Bewegung in der Darmwand gelegen sein. Magnus konnte nun in einer Reihe von Arbeiten den Beweis erbringen, daß für das Auftreten rhythmischer Bewegung nur die Anwesenheit des Auerbachschen Plexus erforderlich ist:

An ausgeschnittenen Stücken Katzendarm, die sich in körperwarmer, von Sauerstoffblasen durchperlter Ringerlösung befanden, konnten mit Hilfe passend angebrachter Schreibhebel die Bewegungen der Muskulatur registriert werden.

Wurde das Darmstück von Mucosa und Submucosa befreit, so wurden die Bewegungen in keiner Weise gestört; somit ist eine Einwirkung des Meißnerschen Plexus ausgeschlossen. Zieht man die Längsmuskelschicht von der Ringmuskelschicht ab — es bleibt dann der Auerbachsche Plexus an der Längsmuskulatur zum allergrößten Teil haften —, so zeigt der Längsmuskelstreifen in der Nährlösung noch spontane Bewegung. Wird die abgetrennte Ringmuskulatur elektrisch oder chemisch gereizt, so erfolgen keine rhythmischen Bewegungen mehr, sondern Contractionen, und zwar auf Einzelreiz eine Einzelcontraction, auf Dauerreiz Dauercontraction (Tetanus). Präparate der Längsmuskulatur, die im Zusammenhang mit den Zentren bleiben, zeigen hingegen bei elektrischer Dauerreizung keinen Tetanus, sondern rhythmische Bewegung; Einzelreize erweisen sich nur wirksam im Stadium der Erschlaffung („refraktäre Periode"). Demnach ist die Intaktheit der

Darmbewegung, die charakterisiert ist durch Rhythmus und refraktäre Periode, an die Anwesenheit nervöser Zentren, und zwar des Plexus Auerbach. geknüpft. Wie dort die Erregungen zustande kommen, ist nicht bekannt; Magnus neigt zur Ansicht, daß die in diesen Zentren vor sich gehenden Stoffwechselvorgänge für die Erregung verantwortlich zu machen seien.

Eine Anzahl äußerer Bedingungen, die die Tätigkeit dieser automatischen Zentren beeinflussen, wurde von Rona und Neukirch in mehreren Untersuchungsreihen analysiert. An ausgeschnittenen, 2 cm langen Darmstücken (von Kaninchen), die in warmer Tyrodescher Lösung mit durchperlendem Sauerstoff nach Magnus' Methode ihre Bewegung registrierten, wurde der Einfluß einer großen Anzahl von physiologisch bedeutsamen Stoffen auf Rhythmus und Intensität der Bewegungen geprüft. Es ergab sich, daß bei Zusatz von 1 Prom. Glucose die Darmbewegungen eine starke Anregung erfuhren, während Fruktose unwirksam war. (Am Katzendarm wirkt Glucose nach Cohnheim und Magnus keineswegs fördernd; auch Rona und Neukirch vermißten am Katzendarm die anregende Wirkung.) d-Mannose wirkt wie Glucose fördernd, d-Galaktose erst in viel höherer Konzentration (5 bis 6 Prom.). Diejenigen Zuckerarten, die auf die Bewegung fördernd wirken, werden vom Darme zerstört; hier ist also der Einfluß der sterischen Konfiguration unverkennbar. Von einer großen Zahl anderer organischer Substanzen (Sorbose, Pentosen, Di- und Polysaccharide, α- und β-Methylglykosid, Glycerin, Mannit, Dulcit, Zuckersäure, Schleimsäure, Witte-Pepton, Aminosäuren, Polypeptide, Harnstoff, Kreatin, Glykosamin, Fettsäuren, Oxysäuren, Milchsäure, α- und β-Oxybuttersäure, Weinsäure, Brenztraubensäure, Lävulinsäure, Oxalessigsäure, Methyl-, Äthyl-, Amylalkohol) ließ nur das brenztraubensaure Natron einen deutlich fördernden Einfluß auf die Darmbewegung erkennen (in Konzentrationen von 0,3 bis 0,5 Prom., höhere Konzentrationen lösten tetanische Contractionen aus). Eine schwache Wirkung übten auch das essig- und buttersaure, sowie das β-oxybuttersaure und oxalessigsaure Natron aus.

Wurde an Stelle von O ein anderes Gas, H, N oder CO_2 durch die Flüssigkeit geleitet, so konnten die Bewegungen nicht erhalten werden. Ersatz der Tyrodeschen durch Lockesche*) Lösung führt zu ganz unregelmäßigen, großen Schwankungen des Rhythmus entsprechenden Kurven. Genauere Verfolgung dieser Erscheinung ergab, daß nicht die Differenz der Reaktion (C_H der Tyrodeschen Lösung $= 0,2 \cdot 10^{-7}$, C_H der Lockeschen Lösung $= 0,2 \cdot 10^{-6}$), sondern der Mangel des HCO_3-Ion in der Lockeschen Lösung die Unregelmäßigkeit veranlaßt. Wurde der Locke-Lösung die der Tyrode-Lösung entsprechende Menge an $NaHCO_3$ zugesetzt (wobei darauf geachtet wurde, daß keine

---

*) Die Zusammensetzung der Lockeschen Lösung ist folgende: NaCl 9, $NaHCO_3$ 0,1, $CaCl_2$ 0,2, KCl 0,4, eventuell Glucose 1, Wasser 1000. Der Tyrodeschen Lösung: NaCl 9, $NaHCO_3$ 1, $CaCl_2$ 0,2, KCl 0,2, $MgCl_2$ 0,1, NaH_2PO_4 0,05, Glucose 1, Aqu. 1000.

Reaktionsveränderung eintrat), so wurde der Rhythmus der Bewegungen regelmäßig; auch das Acetat, Butyrat und Phosphat-Ion bewirkte eine Besserung des Rhythmus, aber nicht in dem Maße, wie das Carbonat-Ion. Für das Zustandekommen der Bewegung überhaupt erwies sich eine optimale H-Ionen-Konzentration als unentbehrlich; dieses Optimum liegt bei $C_H = 0{,}5 \cdot 10^{-7}$, bei höherer Konzentration als $0{,}25 \cdot 10^{-5}$ hören die Darmbewegungen überhaupt auf. In Lockesche Lösung wirkt Glucosezusatz zwar auch fördernd auf die Bewegungen, aber nicht kräftig und regelmäßig, auch ist der Verbrauch von Traubenzucker in dieser Lösung geringer, wie in Tyrode-Lösung; auch hier scheint also das Carbonation von Einfluß für die Abstimmung der automatischen Zentren, unter deren Einfluß die Darmzellen den Traubenzucker verwerten.

Durch weitere Versuche wurde auch die Wichtigkeit der Anwesenheit von Ca für den Ablauf der rhythmischen Bewegung erwiesen.

Gayda hat ähnliche Beobachtungen am Igeldarm angestellt; durch geeignete Vorrichtungen konnte er die Innen- sowie die Außenfläche des Darmes, jede für sich allein, der Einwirkung verschiedener Stoffe und verschiedenem osmotischen Drucke aussetzen und die Bewegungen der Ring- wie der Längsmuskulatur registrieren. Es ergab sich, daß der Darm auf Veränderungen des osmotischen Druckes und der Reaktion in der Außenflüssigkeit viel feiner reagiert, als wenn die gleichen Veränderungen auf die Mucosa einwirken. So reagiert der Darm empfindlicher auf eine 0,001 n NaOH-Lösung, die die Serosa umspült, als auf eine 0,02 n NaOH-Lösung, die auf die Mucosa einwirkt. Bei einer Konzentration von 0,002 n NaOH oder 0,001 n HCl in der Außenflüssigkeit hören die Darmbewegungen auf. Nach Gayda ist die Intensität der Alkali- und Säurewirkung auf die Darmbewegung deren Stärke proportional aber nicht in gesetzmäßiger Weise der Konzentration an OH- oder H-Ionen. Zur Hervorbringung der Darmbewegungen ist aber eine „potentiell" alkalische Nährflüssigkeit nötig, die eine gewisse für die Erregung der Zentren notwendige Menge CO_2 liefern kann.

Mit der von Rona und Neukirch sowie von Gayda betonten Wichtigkeit des Carbonat-Ions stehen Beobachtungen Hendersons für den in situ befindlichen Hundedarm in guter Übereinstimmung. Henderson konnte nachweisen, daß der Tonusverlust und die Bewegungsabnahme des der Luft ausgesetzten Darmes zum Teil durch lokale Acapnie bedingt ist. Wird der CO_2-Verlust (er beträgt im Minimum 0,15 bis 0,2 ccm per 1 qcm der der Luft ausgesetzten peritonealen Fläche in der ersten halben Stunde, also 40 mal mehr als von einer gleichgroßen Hautstelle) verhindert und werden die Blutgase annähernd normal gehalten, so erfolgen die Bewegungen des Magendarmkanals in normaler Weise. Umgekehrt kann man Tonus- und Beweglichkeitsverlust des Darmes erzeugen, wenn man den Darm einem Strom von Luft aussetzt, der bei Körpertemperatur mit Wasserdampf gesättigt ist. Die Spannung der CO_2 im Blute ist sonach ein wichtiges Moment für die Aufrechterhaltung des Tonus; daß sie auch für den Rhythmus der Darmmuskulatur von Bedeutung ist, geht auch aus Hookers Untersuchungen hervor.

Sind durch die genannten Untersuchungen einige Bedingungen gekannt, die den Ablauf der automatischen Darmbewegungen regulieren und begünstigen, so soll nun eine im Organismus selbst entstehende und die Darmbewegung stark anregende Substanz (oder besser Gemisch von Substanzen) Erwähnung finden, die Organextrakte, deren Wirkungen im Prinzip schon länger erkannt, durch Weilands neue Untersuchungen Interesse gewonnen haben.

Aus dem Magen-, Dünn- und Dickdarm von Hunden, Katzen und Kaninchen konnte Weiland durch Extraktion mit Tyrodescher Lösung oder destilliertem Wasser bei Körpertemperatur einen Stoff gewinnen, der den überlebenden Darm dieser Tiere erregt. Der wirksame Bestandteil des Darmextraktes ist unter Zusatz von Antisepticis haltbar, er ist kochbeständig, löslich in Alkohol und Äther, schwer löslich in Aceton. Gereinigte Extrakte enthalten nur wenige mg N, reagieren alkalisch, geben nur schwache Biuretreaktion und mit Phosphorwolfram- und Phosphormolybdansäure starke Niederschläge.

Kleine Atropinmengen heben die Erregung wieder auf. Am überlebenden Darm kann dieselbe Erregung auch dadurch hervorgebracht werden, daß man eine zweite zugebundene Darmschlinge in die Nährflüssigkeit bringt. Die Erregung kann durch Auswaschen wieder beseitigt werden. Intravenöse Injektionen rufen bei Katzen — stets unter rasch vorübergehender Blutdrucksenkung — und bei Kaninchen — ohne wesentlichen Einfluß auf Blutdruck und Atmung — lebhafte, durch die Bauchdecken sichtbare Peristaltik hervor. Bei Katzen, die mit Kartoffel-Wismutbrei gefüttert waren, wurde auf dem Röntgenschirme nach intravenöser Injektion Verstärkung der Antrumperistaltik, beschleunigter Übertritt der Nahrung ins Duodenum, starke Erregung der Pendelbewegung, manchmal auch vermehrte Dünndarmperistaltik gesehen, hingegen kein Einfluß auf den Dickdarm. Kaninchen bekamen bei täglich wiederholter intravenöser Injektion nach einigen Tagen Durchfall ohne Störung des Allgemeinbefindens. Vor Weiland hatten schon Enriquez und Hallion aus Hundedünndarm Extrakte dargestellt, deren intravenöse Injektion große peristaltische Bewegungen hervorrief, die in 15 bis 30 Minuten verschwanden. Auch ihre Substanz war kochbeständig, alkohollöslich und unabhängig von der blutdrucksenkenden Substanz des Darmextrakts. Ott hat Anregung der peristaltischen Bewegung bei intravenöser Zufuhr von filtrierten wässerigen Milzextrakten gesehen. Über das „Hormonal" Zülzers, das in dieselbe Gruppe von Körpern einzureihen, siehe später.

V. Die Beeinflussung der Darmbewegung durch Abführmittel.

Die Wirkung der Abführmittel kann auf doppelte Weise zustande kommen: entweder durch Anregung der Peristaltik und dadurch beschleunigter Fortbewegung des Darminhalts (pflanzliche Abführmittel) oder durch Behinderung der Flüssigkeitsresorption im Darm und dadurch bewirkter Flüssigerhaltung des Darminhalts mit sekundären Anregung der Peristaltik (salinische Abführmittel, ev. Kalomel).

A. Pflanzliche Abführmittel.

Unter den pflanzlichen Abführmitteln unterscheidet man — je nachdem sie auf die Peristaltik allein oder in größeren Dosen gleichzeitig als Reiz für die Schleimhaut wirken — die Gruppe der Anthracenderivate von jener der Drastica und Öle.

1. Die Anthracenderivate. Hierher gehören von den gebräuchlichen Abführmitteln: Folia Sennae, Radix Rhei, Cort. Frangulae, Extract. Cascar. Sagrad., Fruct. Rhamn. cathartic., Aloe.

In allen diesen Drogen ist das wirksame Prinzip ein Oxymethylanthrachinon, besonders das Emodin, ein Trioxymethylanthrachinon:

$$\text{OH CO CH}_3 \qquad \text{OH} \qquad \text{OH CO}$$

das entweder als solches in den Drogen enthalten ist oder in glykosidartigen Verbindungen, aus denen im Darme entweder durch Hydrolyse oder durch Oxydation verschiedene Oxymethylanthrachinone gebildet werden. Die Bildung der wirksamen Substanzen geht im Darme nur langsam vor sich, daher ist die Abführwirkung eine längere und milde. Die Wirkung dieser Körper im Tierversuch prüften Nasse, Esslemont, H. Meyer; sie stellten eine Abführwirkung nur für jene Drogen fest, die diese Derivate enthalten; das Natalaloin, das keinen Anthracenkern enthält, wirkt beim Menschen nicht (Esslemont), nach H. Meyer nur bei Fleischkost. Die Unwirksamkeit der genannten Drogen auf die Sekretion wurde von Thiry, Brieger an Hunden mit Darmfisteln und abgebundenen Darmschlingen, von Flemming am Kaninchen festgestellt; Buchheim, Tappeiner und Brandl, Nasse sprechen als Ort der Wirkung den Dickdarm an. Die Frage, ob die Anwesenheit der Galle im Darm für die Wirkung dieser Abführmittel eine Rolle spielt, ist durch Stadelmanns Untersuchungen an Gallenfistelhunden für die Mehrzahl dieser Substanzen im negativen Sinne entschieden, während die Wirkung einiger Drastica bei Galleabwesenheit abgeschwächt zu sein scheint. Von Vieth wurden synthetische Oxyanthrachinone auf ihre Wirksamkeit untersucht, und das am stärksten wirksame Anthrapurpurin (1-2-7 Trioxyanthrachinon) — in Form des Diacetats Purgatol genannt — empfohlen; auch das Exodin, ein Derivat der Ruffigallussäure (Hexoxyanthrachinon) sowie das von Ebstein jüngst empfohlene Istizin (1-8 Dioxyanthrachinon) gehören zu dieser Gruppe. Das ähnlich wirkende Phenolphthalein, Purgen genannt,

$$(\text{C}_6\text{H}_4\text{OH})_2 \ \text{C} \underset{\text{C}_6\text{H}_4}{\overset{\text{O}}{\diagup\diagdown}} \text{CO}$$

hat sich als milde wirkendes Abführmittel in der Praxis eingebürgert.

Die älteren Untersuchungen über die Wirkungsart dieser Abführmittel erhalten durch neue Untersuchungen Bestätigung; die Röntgenmethode gestattete, den Ablauf der Darmbewegung in physiologischer Weise zu verfolgen, und von dieser Seite sind nun die Beobachtungen sowohl am Tier wie am Menschen ergänzt.

Als Repräsentant dieser Gruppe wurde von Magnus das Sennainfus in seiner Wirkung auf die Verdauungsbewegung der Katze untersucht.

In Normalversuchen nach Fütterung mit 25 ccm gemischtem Fleischfutter*) + 5 Bismuth. subnitr. begann der Übertritt des Speisebreis aus dem Magen in der ersten halben Stunde, das Maximum der Füllung war im Dünndarm nach 4 Stunden erreicht, erstes Auftreten des Speisebreies im Kolon erfolgte nach 5 bis 6 Stunden. Nun wurde den Tieren 5 bis 15 Minuten nach der Fütterung 20 ccm 10proz., frisch bereiteten Sennainfuses mit der Schlundsonde verabreicht; Form und Bewegung des Magens zeigte sich im Vergleich zu den Normalversuchen unverändert; die Entleerung des Magens begann etwas später — durchschnittlich nach einer Stunde, und war etwas später beendet; der Ablauf der Füllung, Bewegung und Entleerung des Dünndarms war nicht geändert; das erste Erscheinen von Nahrungsbrei erfolgte nach 6 Stunden, es kommt aber zu keiner Erregung des Magens oder des Dünndarms. Die erste Kotentleernng — etwa nach $6^1/_2$ Stunden — erfolgt in den meisten Fällen beim ersten Übertreten von Nahrungsbrei in den Dickdarm, d. h. also sobald die wirksamen Substanzen der Senna in den Dickdarm gelangen, erregen sie die Dickdarmbewegung und den Defäkationsreflex. Das Eintreffen des ersten Speisebreies im Kolon erfolgt zwischen 3 und 8 Stunden nach der Fütterung; ebenso lange dauert es bis zur ersten Kotentleerung. In keinem Falle wurde das Auftreten der (normalen) Antiperistaltik beobachtet. Subcutane Injektion von Senna wirkt ebenfalls abführend; in einigen Versuchen war dabei der entleerte Kot fest, bezeichnend für die isolierte Dickdarmwirkung, indem nur der im Dickdarm vorhandene Kot ausgestoßen wurde. Morphium in stopfenden Dosen führt nur zu einer Verzögerung der Entleerung, hebt aber die Abführwirkung nicht auf. Die Sennawirkung trat auch bei Tieren ein, denen das Rückenmark vom 11. Brustwirbel abwärts exstirpiert war (also nach Ausschluß der zentralen Innervation), sie hat daher ihren Angriffspunkt in der Wand des Dickdarms.

Stierlin hat zuerst am Menschen die Wirkung der Senna mit der Röntgenmethode geprüft: 3 junge Männer erhielten morgens 10 g Bismuth. carbon. + 400 Wasser, nach 2 Stunden wurde die erste, nach 3, 4, 6, 8 Stunden wurden weitere radiographische Aufnahmen gemacht. War so das normale Verhalten festgestellt, so erhielten die Patienten — nachdem abends vorher der Darm durch ein Klystier gereinigt war — am nächsten Morgen 10 g Infus. Senn., nach einer halben Stunde dieselbe Wismutmahlzeit wie in den Normalversuchen + 20 g Infus. Senn. Aus dem Vergleiche der beiden Serienaufnahmen ergab sich, daß Senna im wesentlichen nur auf die Dickdarmperistaltik wirkt, auf Magen und Dünndarm hat sie keinen wesentlichen Einfluß; die Dickdarmbewegung äußert sich genau wie in Magnus' Versuchen darin,

---

*) Die Fleischfütterung wurde benützt, weil bei der gewöhnlichen Fütterung mit Kartoffelbrei der Wismutzusatz so stopft, daß die Abführwirkung der Senna nicht sicher eintritt.

daß 1. sobald sennahaltiger Chymus ins Coecum und Colon ascend. eintritt, eine Entleerung fast des ganzen Kolon stattfindet, und 2., daß sich diese Entleerung mehrere Male wiederholt, solange noch Senna im Darme vorhanden ist. Der sonst bis zu 24 Stunden ausgedehnte Aufenthalt des Chymus im Coecum fällt unter Sennaeinwirkung völlig aus. Stierlin vermutet, daß die auch beim Menschen wahrscheinlich vorhandene Antiperistaltik aufgehoben ist. Eine Bestätigung der Senna-Dickdarmwirkung ergab sich aus radiographischen Aufnahmen eines chirurgischen Falles, dem die Wismut-Senna-Mahlzeit durch eine Appendicostomiefistel direkt ins Kolon gebracht werden konnte; in diesem Falle waren außerdem die entleerten Wismutfaeces charakteristischerweise weiß, weil wegen der schnellen Dickdarmpassage eine zur Schwarzfärbung ausreichende H_2S-Bildung nicht erfolgen konnte.

Weitere Untersuchungen am Menschen sind von Meyer-Betz und Gebhardt ausgeführt:

Junge Männer, die abends vor dem Versuche gefastet hatten und deren Darm durch ein Klysma gereinigt war, erhielten am Morgen als erste Mahlzeit die Riedersche Wi-Mahlzeit, zu der eine Tasse Infus. Senn. getrunken wurde; bis Mittag war dann der Magen meist leer und es erfolgte die gewohnte Mittagsmahlzeit, um den Ablauf der normalen Verdauungsbewegung nicht zu stören. Die Bewegungen wurden durch Schirmpausen sowie durch Momentaufnahmen verfolgt. In 7 Versuchen ergab sich auch hier, daß Magen und Dünndarm durch die Sennawirkung nicht betroffen wurden; dieselbe erstreckt sich nur auf den Dickdarm, indem die Verweildauer des Chymus im Coecum schon eine geringe ist und die Passage des Dickdarms bis zum Rectum nur 1 bis 2 Stunden beansprucht. Diese Passage vollzieht sich in folgender Weise: Sobald der Darminhalt die rechte Flexur erreicht hat, löst sich ein Ballen los, der in relativ rascher Bewegung zur Ampulle wandert, hinter demselben beginnen sich noch weitere Ballen schon vom Coecum an in Bewegung zu setzen; diese Abwanderung kann auch schon einsetzen, sobald der Dünndarminhalt im Coecum anlangt. Die Bewegungssteigerung scheint das Col. transvers. am meisten zu treffen, auch die Durchmischungsbewegungen sind gesteigert; für eine Aufhebung der Antiperistaltik fanden die Autoren keinen bestimmten Anhaltspunkt. Der Stuhl erfolgt meistens 5 Stunden nach der Aufnahme des Abführmittels und wiederholt sich dann mehrere Male. Im Gegensatze zu Magnus' Beobachtungen an der Katze wurde der Defäkationsreflex in den meisten Versuchen nicht gleich beim Eintritt der Senna in den Dickdarm ausgelöst; es erfolgt dadurch nur die Abwanderung der Kotballen, die manchmal eine Füllung des Kolon nicht zustandekommen läßt.

Auch die Wirkung der Aloe wurde von den Autoren unter denselben Bedingungen untersucht. Bei kleinen Dosen fanden sie überhaupt keine ausgesprochene Wirkung; bei größeren Dosen kann die Wirkung der der Senna ganz ähnlich sein; nur zeigt sich ein ausgesprochener Einfluß auf die haustralen Bewegungen in dem Sinne, daß tief eindringende Abschnürungen im Dickdarm erfolgen, die den Darminhalt in eine Reihe kleiner Ballen zerlegen, die dann langsam abwandern, in der linken Flexur sich anhäufen, um dann einzeln durch die tieferen Kolonabschnitte wandernd im S roman. sich zu sammeln. Dabei kann der Transport beschleunigt oder durch lang andauernde enge Haustration stundenlang verzögert sein; manchmal scheinen unter der Aloewirkung die Bewegungen der Haustren kleine Inhaltsmengen eine kleine Strecke weiter zu verschieben. Die nach alter ärztlicher Erfahrung geübte Kombination der Aloe mit Belladonna, welch letztere die spastische Erregung der haustralen Bewegung offenbar beseitigt und dadurch eine ausgiebigere wie auch schmerzlosere Wirkung begünstigt, erfährt durch die mitgeteilten Befunde eine physiologische Erklärung.

Carnot und Glenard haben nach Versuchen an überlebenden Darmschlingen die Sennawirkung als Folge eines vom Blute aus wirkenden Hormons zu deuten versucht. Sie fanden, daß Darmschlingen von Tieren, die kurz vor dem Tode Senna erhalten hatten — ebenso wie solche mit sennahaltiger Ringerlösung durchspülte — eine stundenlang anhaltende Übererregbarkeit (krampfartige Peristaltik) gegenüber unbedeutenden Reizen erkennen ließen, und daß diese Erregbarkeitssteigerung an den überlebenden Darmschlingen sich auch dadurch erzeugen ließ, daß der Ringerlösung Serum von Tieren zugesetzt wurde, die kurz vorher Senna erhalten hatten. Da nichts von entsprechend variierten Kontrollversuchen mitgeteilt wird, ist der Deutung dieser Befunde gegenüber wohl weitgehende Skepsis angebracht.

Nach den mitgeteilten Versuchen besteht also die Wirkung der Senna — in ähnlicher Weise wohl auch der übrigen Anthracenderivate — in einer spezifischen Beeinflussung der Dickdarmwand, die motorisch erregt wird. Diese motorische Erregung führt einerseits zur Hemmung der normalen Coecumtätigkeit (im Tierversuch Aufhebung der Antiperistaltik), wodurch der normale Eindickungsmechanismus entfällt, andererseit zu vermehrter Peristaltik mit gesteigerter haustraler Tätigkeit. Eine Flüssigkeitsabsonderung ins Darmlumen findet nicht statt.*) Die Kotentleerung erfolgt nach 5 bis 6 Stunden, oft mehrere Male hintereinander. Aloe hat im Prinzip dieselbe Wirkung, nur ist die Erregung der haustralen Bewegungen eine besonders ausgesprochene.

2. Gruppe der Öle. Dieselbe wird gebildet von Ricinus- und Crotonöl.

Die Wirkung des Ricinusöls beruht auf der im Darme erfolgenden Abspaltung der Ricinolsäure (Buchheim, H. Meyer); entsprechend der langsamen Spaltung kommt es nur zu einer vorübergehenden Reizung, während das Crotonöl, das in ungereinigtem Zustande schon freie Crotonolsäure enthält, heftige Reizwirkungen auf der Darmschleimhaut hervorbringt.

---

*) Ury nimmt für die Sennawirkung beim Menschen auch eine Flüssigkeitstranssudation in den Darm an (auf Grund von Fermentbestimmungen in den Faeces).

Über den Angriffspunkt der Ölwirkung geben auch zuerst Röntgenversuche von **Magnus** an der Katze Aufschluß. Mit Kartoffel-Wismutbrei gefütterte Katzen erhielten 12 bis 25 g Ricinusöl. Dasselbe kann, wie alle Fette, eine Verzögerung der Magentleerung hervorrufen; kommt es dabei zu einer Spaltung von Ricinusöl schon im Magen, so erfolgt eine beschleunigte Magenentleerung mit Übergreifen der Pylorusperistaltik auf den Fundus, bei stärkerer Wirkung kommt es zu Erbrechen. Die am Röntgenschirm auffallendste Erscheinung ist die heftige Erregung der Dünndarmperistaltik und die beschleunigte Passage seines Inhalts. Die Pendelbewegungen nehmen zu, die ganze Chymusmasse wird in kleine Abschnitte gespalten, die sehr lebhaft hin und her bewegt werden; auch die peristaltische Vorwärtsbewegung gegen das Kolon ist beschleunigt. Die erste Kotentleerung erfolgt durchschnittlich $4^1/_2$ Stunden nach der Fütterung mit Ricinusöl. Der ins Kolon übergetretene Dünndarminhalt bleibt lange, etwa 3 Stunden liegen, es kommt oft zu einer vollständigen Füllung des Kolons; erst nach dieser Zeit wird weiterer Kot ausgestoßen. Die Auslösung des Defäkationsreflexes erfolgt also erst einige Zeit, nachdem der Chymus ins Kolon eingetreten ist, von normaler Stelle aus. Dabei wurde im proximalen Kolon niemals das Auftreten von Antiperistaltik beobachtet. Morphin übt keine Stopfwirkung auf den Ricinusdurchfall aus.

Am Menschen haben **Meyer-Betz** und **Gebhardt** die Wirkung des Ricinusöls in 8 Fällen mit derselben Methodik wie in den Sennaversuchen untersucht; auch sie fanden eine ausgesprochene Verzögerung der Magenentleerung, wenn die Mahlzeit mit dem Ricinusöl zusammen gereicht wurde. Die ausgesprochenste Wirkung ließ sich erzielen, wenn das Öl auf den schon gefüllten Dünndarm traf: dann erfolgte die Entleerung des Dünndarms in 3 bis 4 Stunden, war jedoch das Ricinusöl mit der Mahlzeit zusammen gereicht worden, so war durch die verzögerte Magenentleerung die Beschleunigung der Dünndarmpassage weniger deutlich; doch ließ sich gesteigerte Peristaltik an der lebhaften Bewegung der Ileumschlingen, an der raschen Änderung der Schattengestaltung, dem Auftauchen und raschen Verschwinden von Schlingenteilen, auch an Rollbewegungen erkennen. Es kommt zwar zur Ausbildung eines präcöcalen Ileumkonvulutes (das sich von seinem normalen Aussehen durch breitere und weniger dichte Schatten unterscheidet), aber es entleert sich rascher ins Kolon. Die Cöcaltätigkeit fehlt ganz, der Inhalt des Kolons bleibt flüssig, die Haustren sind schlaff, auch wurden „kleine Kolonbewegungen" vermißt. Die Entleerung erfolgt meist durch die „großen Bewegungen" Holzknechts.

Das Ricinusöl wirkt also durch starke Erregung der Peristaltik des Dünndarms, dessen Inhalt in flüssigem Zustande ins Kolon gelangt; daselbst findet bei mangelnder Cöcal- und Haustrentätigkeit keine Eindickung statt. Die Kotentleerung erfolgt nach 4—6—8 Stunden.

3. Die Drastica. Hierher gehören: Tubera Jalapae (wirksamer Bestandteil ist das Jalapin, ein Anhydrid der Jalapinsäure, die in Jala-

pinol und Zucker gespalten werden kann). Rad. Scammoniae, Fruct.
Colocynth. (wirksamer Bestandteil ist das Glykosid Colocynthin), Gutti
(wirksames Prinzip Gambogiasäure), Podophyllin (enthält Podophyllotoxin).

Die wirksamen Substanzen sind meist Säureanhydride von Glykosidnatur,
die erst im Darm durch die Sekrete, manche besonders durch die Galle, zur Wirksamkeit gebracht werden; sie erzeugen in kleinen Dosen Anregung der Peristaltik
(Buchheim, Radzijewski, Dixon), in größeren Dosen außer gesteigerter Peristaltik seröse oder blutige Exsudation (Lauder Brunton, Brieger, Podwyssotzki, Fischer).

Von dieser Gruppe wurde als Beispiel die Wirkungsweise der Koloquinten von Padtberg untersucht. Die Methode war dieselbe wie in
den vorher beschriebenen Versuchen von Magnus: Katzen wurden
nach eintägigem Hungern mit 25 ccm Kartoffelbrei + 5 g Bism. subnitr.
gefüttert und vor dem Röntgenschirm beobachtet; dann wurden 10 ccm
Koloquintendekokts den Versuchstieren mit der Schlundsonde beigebracht
und zwar in verschiedenen Zeiträumen nach der Fütterung, um die
Wirkung auf die verschiedenen Darmabschnitte zu prüfen.

a) Darreichung der Koloquinten $^1/_4$ Stunde nach der Fütterung.
Die Beeinflussung der Magenentleerung ist verschieden, manchmal verlangsamt, manchmal beschleunigt. Konstant zeigt sich die Wirkung
auf den Dünndarm in einer erheblich beschleunigten Passage; schon
nach $1^1/_2$ Stunden (statt nach 3 bis 4) können die ersten Speisemengen
ins Kolon gelangen, in Fällen von besonders ausgesprochener Wirkung
schon nach $^1/_4$ Stunde. Die Entleerung des Dünndarms ist nach 4
(statt normal nach 7) Stunden beendet.

b) Darreichung der Koloquinten nach Entleerung des Magens. In
diesem Falle sieht man oft schon nach $^1/_2$ Stunde Entleerung des
Dünndarminhalts ins Kolon; im Mittel dauert es in diesen Versuchen
1 bis 2 Stunden, bis sich der Dünndarm völlig entleert hat; am Schirme
sieht man außerdem die Dünndarmschatten viel breiter, undeutlicher
und die Umwandlung derselben in blasse Bänder (Verdünnung des Inhalts
durch Flüssigkeit). Im proximalen Kolon ist die Antiperistaltik aufgehoben, der Defäkationsreflex wird an normaler Stelle, beim Übertreten des Kotes ins Rectum ausgelöst; auch dieser Vorgang wird
unter Koloquintenwirkung deutlich beschleunigt. Meist nach $^1/_2$ Stunde
erscheinen im distalen Kolon die ersten Schatten und $^1/_4$ bis $^1/_2$ Stunde
später erfolgt die erste Kotentleerung. (Im Normalversuch sind für
die Kolonpassage mindestens 12 Stunden erforderlich.)

c) Darreichung der Koloquinten nach Entleerung des Dünndarms
ins Kolon. Die Katzen erhielten abends den Kartoffel-Wismutbrei, dann
war am nächsten Morgen aller Darminhalt im Kolon angesammelt und
nun erhielten die Tiere 10 ccm des Koloquintendekoktes. Als erste
Wirkung zeigte sich das Verschwinden der Antiperistaltik; dann wurden
die Kolonschatten fleckig (Verflüssigung durch vermehrte Darmsekretion)
und es folgte Kotentleerung. Die Faeces enthalten reichliche Schleim-
mengen, die häufig nicht mit dem Stuhle innig durchmischt sind, manchmal erfolgt erst eine Schleimentleerung und dann folgt der Kot nach.

Es ist also auch der Dickdarm an der gesteigerten Sekretion beteiligt.

Die Koloquinten wirken also stark beschleunigend auf die Dünndarmbewegung, rufen daselbst eine starke Sekretion hervor, heben im Dickdarm die Antiperistaltik auf, beschleunigen die Passage im Dickdarme, wo gleichfalls erhebliche Sekretion erzeugt wird und führen zur Entleerung größerer Mengen dünnen, schleimigen Darminhalts durch Auslösung des Defäkationsreflexes an normaler Stelle.

Als Typus der Drastica wurde von Meyer-Betz und Gebhardt am Menschen die Wirkung von Resina Jalapae in 4 Versuchen mittels Radiogrammen verfolgt.

Die beobachteten Erscheinungen stimmen weitgehend mit den oben geschilderten Versuchsergebnissen Padtbergs überein. In allen Versuchen war die Steigerung der Dünndarmsekretion — Aufhellung der Dünndarmschatten, pralle Füllung der Schlingen — deutlich nachweisbar, ebenso beschleunigte Passage des Dünndarminhalts, der oft in 3 Stunden völlig entleert war (besonders wenn das Mittel nach teilweiser Entleerung des Magens verabreicht wurde). Auch im Dickdarm war deutliche Flüssigkeitssekretion zu beobachten; er war von Gasen und Flüssigkeit stark erfüllt, das Wismut sedimentierte in dieser Flüssigkeitsmasse und führte so zu einer Schichtung des Inhalts. Das Coecum wird rasch durcheilt, im Kolon ist die Haustrentätigkeit vermindert, und in 4 bis 5 Stunden nach Einnahme des Mittels erfolgt flüssige Entleerung, oft mehrmals hintereinander. Die Wirkung der Drastica äußert sich also in einer starken Anregung der Flüssigkeitsabscheidung im gesamten Darm; die Stuhlentleerungen erfolgen — unter ausgesprochenen subjektiven Beschwerden — nach 2 bis 4 bis 5 Stunden, häufig hintereinander, und sind von schleimig-flüssiger Beschaffenheit.

B. Mittel mit resorptionshindernder Wirkung.

Die Hauptrepräsentanten dieser Abteilung sind die salinischen Abführmittel; auch die Wirkung der Zucker und des Kalomels kann unter demselben Gesichtspunkte betrachtet werden.

1. Die Mittelsalze. Zu den salinischen Mitteln gehören: Das Glaubersalz ($Na_2SO_4 + 10\,H_2O$ krystallisiert), das Bittersalz ($MgSO_4 + 7\,H_2O$), andere Magnesiumsalze (MgO), das Natriumphosphat ($Na_2HPO_4 + 12\,H_2O$), Tartrate (Weinstein $KHC_4H_4O_6$, Seignette-Salz $KNaC_4H_4O_6 + 4\,H_2O$), zitronensaure Alkalien.

Die Untersuchungen über die Wirkung der Mittelsalze reichen bis auf Poiseuille (1828) und auf Liebig (1829) zurück, die für die Ursache ihrer Wirkung eine osmotische Wasserentziehung aus dem Blute annahmen. Aubert (1852) behauptet dagegen, daß die Konzentration der Salzlösung ohne Einfluß, sondern die Quantität der eingeführten Flüssigkeitsmenge maßgebend sei; ferner nahm er — nach einem Versuche an einem Pferde — eine Darmwirkung des Glaubersalzes auch nach intravenöser Injektion an. Buchheim und Wagner (1854) bestätigten die Unabhängigkeit der Glaubersalzwirkung von der Konzentration der Lösung, stellten jedoch fest, daß das Glaubersalz durch eine langsame Resorption Lösungswasser zurückhält. Colin (1854), Moreau, Radzijewski (1870), Vulpian (1873), Lauder Brunton (1874), Böttger (1874), Brieger (1878), v. Braam-Houckgest (1874), Leubuscher (1886) sahen unter anderem nach Einbringen von Na_2SO_4 in eine abgebundene Darmschlinge eine Flüssigkeitsansammlung auftreten. Hay (1883) stellte in einer großen Untersuchungsreihe eine Anzahl wichtiger Tatsachen fest: Die Flüssigkeitsansammlung nach Glaubersalzzufuhr ist kein Transsudat aus dem Blut, sondern Darmsaft, dessen Resorption durch die schlechte Diffusionsfähigkeit des Salzes behindert ist. Die Konzentration der eingeführten Lösung ist für die Größe der Wasserabscheidung in den Darm von Bedeutung Durch Trockennahrung wasserarm gemachte Tiere reagieren auf Glaubersalzzufuhr in konzentrierter Lösung nicht mehr mit Durchfällen, weil durch die eingetretene Blutkonzentration die Abscheidung der Darmsekrete nur in geringer Menge stattfindet. Daß die in den Darm abgeschiedene Flüssigkeit aus dem Blute stammt, hat Hay auch direkt dadurch nachgewiesen, daß er ein beträchtliches Ansteigen der roten Blutkörperchenzahl nach Darreichung von Glaubersalz in konzentrierter Lösung feststellte. Wallace und Cushny untersuchten die Resorption von verschiedenen Natriumsalzen in Versuchen an isolierten Hunde- und Katzenschlingen; gruppierten sie die Salze nach der Geschwindigkeit ihrer Resorption, so fanden sie die gleich leicht dissozierbaren Salze nicht in einer Gruppe beisammen, wie zu erwarten gewesen wäre, wenn die Resorptionsfähigkeit unter allen Umständen der Diffusionsfähigkeit (Höber) proportional wäre; es lassen sich also die Resorptionserscheinungen nicht vom rein physikalischen Gesichtspunkte erklären. Hingegen zeigte die so gewonnene Gruppierung, daß die leicht resorbierbaren (I. NaCl, NaJ, NaBr, ameisen-, essig-, propion-, butter-, capronsaures Natrium, II. $NaNO_3$, milch-, salicylsaures Natrium) leicht lösliche, die schwer resorbierbaren (III. Na_2SO_4, NaH_2PO_4 capryl-, bernstein-, apfel-, zitronen-, weinsaures Natrium), die als Abführmittel dienen, — und die unresorbierbaren Salze (IV. oxalsaures Natrium, NaF schwer lösliche Ca-Salze bilden. In der Bildung dieser schwer löslichen Ca-Salze im Gewebe (Kalkfällung in den Zellen) findet nach der Vermutung dieser Autoren die Schwer-Resorbierbarkeit der salinischen Abführmittel ihre Erklärung.

Das Ergebnis von Loebs Untersuchungen über die Erhöhung der Muskel- und Nervenerregbarkeit durch Na-Ionen sowie deren Hemmung durch Ca-Ionen veranlaßte Mac Callum zu Versuchen, deren Resultate die Mittelsalzwirkung in den Rahmen der von Loeb ermittelten Tatsachen einzufügen schienen: An Kaninchen, die subcutan oder intravenös kleine Mengen von salinischen Abführmitteln erhalten hatten, beobachtete Mac Callum vermehrte Peristaltik, Vermehrung und Verflüssigung des entleerten Kotes; eine Vermehrung der Darmsekretion unter dem Einfluß dieser subcutan zugeführten Abführmittel wurde besonders in Versuchen an abgebundenen Darmschlingen gesehen. Pinselt man die Lösungen ($BaCl_2$, NaH_2PO_4, zitronensaures Natrium) auf die Serosa, so erhält man gleichfalls Erhöhung der Sekretion und der Peristaltik; am wirksamsten erweist sich $BaCl_2$, für Na_2SO_4 und zitronensaures Natrium sind größere Konzentrationen erforderlich. Diese Bewegungen können durch Darreichung von ungefähr der gleichen Menge $CaCl_2$ (oder $MgCl_2$) gehemmt werden; in gleicher Weise kann die durch $BaCl_2$, Na_2SO_4 oder zitronensaures Natrium hervorgerufene peristaltische Bewegung einer aus dem Körper entfernten Darmschlinge durch Einbringen von $CaCl_2$ aufgehoben werden, ebenso wie die Sekretion. Da subcutane oder intravenöse Applikation die gleiche Abführwirkung erzeugte, wie sie den Salinis bei stomachaler Zufuhr zukommt, nahm Mac Callum eine Wirkung vom Blute aus an; die motorischen und sekretorischen Apparate der Darmwand werden durch die Mittelsalze in einen Zustand erhöhter Erregbarkeit versetzt und führten so durch die Vermehrung der Peristaltik und Sekretion zu beschleunigter Kotentleerung.

Diese Versuche Mac Callums wurden von Auer an einem großen Versuchsmaterial wiederholt; er konnte weder bei subcutaner noch intravenöser Injektion — Na_2SO_4 in 4proz. und 25proz. Lösung, NaH_2PO_4 in 4,5proz., $MgSO_4$ in 1,7proz. bis 25proz. Lösung — eine Abführwirkung feststellen, hingegen folgte der Injektion oft Verstopfung. (Von 8 Tieren zeigten 7 nach intravenöser Injektion von 2 ccm 4proz. Na_2SO_4-Lösung Verstopfung; von 24 Tieren, die subcutan 15 ccm einer 4proz. oder 5proz. Na_2SO_4-Lösung erhalten hatten, keines Abführwirkung.) Direkte Beobachtung der Peristaltik am Kaninchen, denen die Bauchhöhle im warmen Kochsalzbade geöffnet war, ergab nach subcutaner Injektion von Na_2SO_4, NaH_2PO_4 und zitronensaurem Natrium eine leichte Vermehrung der Peristaltik im Duodenum, manchmal im Kolon, während das Coecum keine Bewegung zeigte.

Gegen die Versuche von Auer hat Bancroft Stellung genommen und zum Teile unter Hinzufügung neuer Experimente die Ansicht Mac Callums aufrecht zu erhalten versucht. Auer hat in einer weiteren Mitteilung an Bancrofts Ausführungen und Experimenten Kritik geübt und gezeigt, daß in Bancrofts Versuchen mit subcutaner Applikation kleiner Dosen von Abführmitteln die angeblich beobachtete Abführwirkung nur durch den Vergleich mit verstopften Kontrolltieren erschlossen war, und daß bei Verwendung der großen Dosen toxische Momente mitspielten.

Die Angaben Auers erfuhren durch Frankl volle Bestätigung*): Subcutane Injektion kleiner Mengen von Na_2SO_4 (je ein Versuch an Kaninchen, Hund und Katze) führte keine Entleerung herbei, intravenöse Injektion von 50 cm³ 10proz. Na_2SO_4-Lösung in die Vena jugular. oder saphena (an Kaninchen, Katze und Hund) bewirkte keine Beschleunigung der Entleerung, sondern meistens Verzögerung derselben, ohne Rücksicht auf die Ernährung. Kaninchen zeigten nach intravenöser Zufuhr keine Änderung der Peristaltik, ein Hund, dessen Darmbewegung im Kochsalzbad beobachtet wurde, zeigte nach intravenöser Injektion von 12 ccm 10proz. Na_2SO_4-Lösung deutliche Verstärkung der Peristaltik, die aber nur von kurzer Dauer war und nicht zum Abführen veranlassen konnte. Wurde so die von Mac Callum behauptete Wirksamkeit subcutaner und intravenöser Injektion von Mittelsalzen nicht bestätigt, so ergab die Wiederholung der Versuche, in denen die Serosa mit den Salzen bepinselt wurde, die Richtigkeit von Mac Callums Beobachtungen; ebenso konnte der Antagonismus von Ca- und Na-Salzen für den Fall bestätigt werden, daß bei stomachaler Zufuhr von Na_2SO_4 und nachfolgender Darreichung von $CaCl_2$ die Abführwirkung ausblieb.

---

*) Auch D. Sieber hat in seinen Versuchen mit subcutaner Injektion von $MgSO_4$ (die zu antidotarischen Zwecken gegen As-Vergiftung vorgenommen wurden) niemals Abführwirkung beobachtet.

Wurde aber das Na_2SO_4 per os und das $CaCl_2$ intravenös gegeben —
50 ccm einer $^m/_{16}$-Lösung —, so wurde die Abführwirkung nicht aufgehoben. Die hemmende Wirkung des Calciums beruht also wahrscheinlich auf der chemischen Umsetzung, die beim direkten Zusammentreffen
von $CaCl_2$ mit dem Na_2SO_4 erfolgt, indem die entstehenden Produkte
nicht mehr abführend wirken. Diese Auffassung wird dadurch gestützt,
daß die Abführwirkung von Mannit oder Ferrocyankalium, die mit Ca
keine unlösliche Verbindung eingehen, durch $CaCl_2$ in keiner Weise
gehemmt wird. Außerdem konnte an einem Hunde, dem eine Stunde
vor Eröffnung der Bauchhöhle 300 ccm 5proz. Na_2SO_4-Lösung gegeben
worden war, die Füllung des Darmes mit Flüssigkeit ohne merklich
vermehrte Peristaltik beobachtet werden; letztere spricht also bei der
Abführwirkung der Sulfate eine untergeordnete Rolle, während die
Flüssigkeitsansammlung von entscheidendem Einfluß ist.

Daß dem Calcium-Ion eine gewisse Bedeutung für die Wirkung der
Salina zukommt — wenn auch nicht in dem Sinne Mac Callums —
haben Untersuchungen Chiaris wahrscheinlich gemacht, in denen er
den Einfluß der kalkfällenden Abführsalze auf den Kalkgehalt der Darmwand und ihres Sekretes quantitativ ermittelte. Wurde eine Lösung
von Na_2SO_4 weinsaurem, oxalsaurem Natrium in eine abgebundene
Katzen-Dünndarmschlinge gebracht und nach einstündigem Verweilen
der Kalkgehalt der Darmwand sowie des abgesonderten Sekretes bestimmt, so ergab sich in beiden eine bedeutende Steigerung sowohl
gegenüber der Norm, wie insbesondere gegen den Kalkgehalt einer zur
Kontrolle mit Mannitlösung beschickten Darmschlinge.

Diese Steigerung ist so zu erklären, daß der in der Darmwand
befindliche Kalk durch die Anionen der eindringenden kalkfällenden
Substanzen in schwer lösliche, physiologisch unwirksame Verbindungen
übergeführt wird; durch den Calciumverlust werden die Gefäße durch-
lässiger, es kommt zu einer vermehrten Sekretion, die mit der Ausschwemmung von Ca-Salzen einhergeht, andererseits erfolgt gleichzeitig
eine weitere Fixierung von unlöslichen Kalksalzen in der Darmwand,
indem das vorbeiströmende Blut Kalksalze abgibt, die bei Gegenwart
der Ca-fällenden Anionen in der Darmwand niedergeschlagen werden.
Auch Ricinolsäure und Kalomel führen zu einer Ausschwemmung von
Kalksalzen, die aber mit Verarmung der Darmwand an Kalk einhergeht.

Mit der Frage nach dem Einfluß der Peristaltik bei der Abführwirkung der Mittelsalze beschäftigen sich eine Reihe weiterer Arbeiten.

Merkx untersuchte an zwei Hunden, von denen einer eine Fistel
im Jejunum, der andere im Ileum hatte, ob durch die Mittelsalze eine
Reizung des Dünndarms erfolge, und wie sich die Konzentrationsverhält-
nisse der Salzlösung bei der Dünndarmpassage verändern. Bei Zufuhr
von 50 bis 150 ccm 0,8 bis 8,8proz. Glaubersalzlösung (mittels Schlundsonde) erfolgte beträchtliche Verdünnung, die im oberen Abschnitte noch
nicht zur Isotonie führte, der Cl-Gehalt war an der oberen Fistel größer
als an der unteren; bei Anwendung hypertonischer Lösungen erfolgte
eine Reizung des Darmes, die sich in Vermehrung der Menge des Darm-

inhaltes und in beschleunigter Passage äußerte. Bei Magnesiumsulfat ließ sich derselbe Effekt schon bei niedriger Konzentration erreichen; auch ist die Darmflüssigkeit reicher an NaCl, auch an der unteren Fistel; die $MgSO_4$-Lösungen passieren den Darm schneller als die Glaubersalzlösungen und scheinen trotz der Isotonie eine Reizwirkung auf den Darm auszuüben.

Tyrode brachte in isolierte Dünn- und Dickdarmschlingen, die in Tyrodescher Nährlösung unter O_2-Zufuhr sich befanden, $MgSO_4$, Na_2SO_4, NaH_2PO_4, und beobachtete jetzt eine gesteigerte Peristaltik und schnelleres Passieren des Darminhalts; wurden dieselben Salze aber der Nährlösung zugesetzt, so wurde die Peristaltik vermindert, am stärksten durch $MgSO_4$. Verf. schreibt diese Wirkung des $MgSO_4$ einer Lähmung neuromuskulärer Elemente zu, während er für die Steigerung der Peristaltik nach Injektion in die Darmschlingen einen Reflex verantwortlich macht, der — durch Reizung der Darmmucosa ausgelöst — die Erregbarkeit der neuromuskulären Apparate erhöht.

Gegen diese Annahme einer reflektorischen Reizung der Darmmuskulatur von der Schleimhaut aus wendet sich de Heer. In Versuchen an Darmschlingen, durch die Stärkekleister mit Zusatz von $MgSO_4$ geleitet wurde, fand er keine Beschleunigung der Fortbewegung. Isotonische und hypotonische Lösungen von $MgSO_4$ (1 ccm in eine isolierte Darmschlinge gebracht) lassen in der Mehrzahl der Fälle die Dünndarmbewegung unbeeinflußt, hypertonische Lösungen verstärken meist die Bewegungen im Dünn- und Dickdarm, aber NaCl-Lösungen derselben Konzentration genau in demselben Maße wie Lösungen von $MgSO_4$; eine spezifisch reizende Wirkung der $MgSO_4$-Lösungen auf die Darmschleimhaut im Sinne Tyrodes besteht demnach nicht.

Padtberg hat die Wirkung des $MgSO_4$ auf die Darmbewegungen der Katze im Röntgenbilde näher studiert. 50 ccm 4,9 proz. $MgSO_4$-Lösung rufen in der Mehrzahl der Fälle in 5 bis 9 Stunden eine weiche bis flüssige Entleerung hervor. Die schnellste Entleerung erfolgte nach 2, die langsamste nach 20 Stunden.

a) Wird die Magnesiumsulfatlösung bei leerem Magen und leerem Dünndarm (Fütterung am Abend zuvor) gegeben, so kann man nach 1 bis 2 Stunden die Ankunft der Lösung im proximalen Kolon beobachten, die Schatten hellen sich auf, werden undeutlich und gesprenkelt; die Antiperistaltik wird nicht aufgehoben, dann erfolgt eine schnelle Entleerung des proximalen Kolons ins distale. Nach 1 bis 3 Stunden ist das proximale Kolon gewöhnlich entleert (besondere Bewegungsformen wurden dabei nicht beobachtet), nach weiteren 1 bis 4 Stunden erfolgt die Defäkation. Während dieser Zeit — gewöhnlich schon beim Übertreten des Kotes aus dem proximalen Kolon — kann man an dem wieder gleichmäßig gewordenen Dickdarmschatten die stattgefundene Durchmischung des Kotes mit der Salzlösung erkennen; die entleerten Faeces sind dann von gleichmäßig weicher Beschaffenheit.

b) Wird das $MgSO_4$ bei leerem Magen verabreicht (2 bis 3 Stunden nach der Fütterung), so sieht man in relativ kurzer Zeit den Dünndarminhalt in den Dickdarm übertreten (in 1 Stunde etwa die Hälfte, in $1^1/_2$ etwa drei Viertel des Dünndarminhaltes). Hier erfolgt kräftige antiperistaltische Bewegung. Bald treten die Kotmassen ins distale Kolon über (meist nach $1^1/_2$ Stunden nach dem ersten Auftreten eines Schattens im proximalen Kolon, 2 bis $2^1/_2$ Stunden nach Einführung des Magnesiumsalzes). Nach frühestens 4 Stunden erfolgt die Kotentleerung.

c) Bei Darreichung des $MgSO_4$ kurz nach der Fütterung findet eine Verzögerung der Magenentleerung bis zu 5 Stunden statt. Im übrigen ist das Bild dasselbe, wie vorher beschrieben. Es findet also eine Beschleunigung der Fortbewegung im Dünn- und Dickdarm statt. Ob dieselbe bloß Folge der Verflüssigung des Inhalts ist, oder durch eine Reizwirkung des Salzes auf die Darmwand zustande kommt, darüber gestatten die Röntgenbeobachtungen kein abschließendes Urteil. Versuche, eine motorische Beeinflussung des Dickdarms durch Klysmen mit isotonischen $MgSO_4$-Lösungen festzustellen, ergaben keinen anderen Erfolg als gleichzeitig angestellte Kontrollversuche mit physiologischer Kochsalzlösung. Diese Beobachtungen widersprechen also keineswegs der Annahme, daß die Verflüssigung des Darminhaltes und die Wasserretention durch das schwer resorbierbare Magnesiumsalz den primären Vorgang darstellt, während die beschleunigte Passage durch den Darm sekundär bedingt ist.

Am Menschen haben Meyer-Betz und Gebhardt in 4 Versuchen mit $MgSO_4$ und in 5 Versuchen mit Karlsbader Salz die Darmbewegung durch Röntgenaufnahmen verfolgt. Wurde das Salz zugleich mit der Mahlzeit gegeben, so ließ sich meist keine besondere Hemmung der Magenentleerung beobachten. Die Bilder zeigten die starke Verflüssigung des Darminhalts in Dünn- und Dickdarm. Es kommt nicht zur Ausbildung eines präcöcalen Konvoluts, die Beschleunigung der Dünndarmpassage ist so beträchtlich wie unter Wirkung eines Drasticums. Das Verhalten des Coecums weicht nicht von der Norm ab; auch der übrige Dickdarm verhält sich so lange passiv, bis seine Wände durch die flüssigen Inhaltsmassen und Gase stark gedehnt sind; dann befördert er seinen Inhalt durch eine plötzlich einsetzende Bewegung, die oft den flüssigen Inhalt neben den festen Massen hinauszubefördern sucht. Es fehlen haustrale Bewegungen. Dabei wurde Neigung zum Sedimentieren beobachtet, was nur bei Bewegungslosigkeit größerer Abschnitte möglich ist.

Trifft die Salzwirkung auf den schon gefüllten Dickdarm, so findet daselbst eine Erweichung und Aufhellung der Inhaltsmassen durch die aus dem Dünndarm ankommende Flüssigkeit statt. Der Stuhlgang erfolgt rasch, oft mehrmals hintereinander, entleert aber nur langsam die festeren Massen. Nachher tritt oft ein stärkerer Tonus der Darmwand um die festen Massen ein, die manchmal noch längere Zeit liegen bleiben können. Magnesiumsulfat führt eine stärkere Sekretion herbei als gleiche Mengen Karlsbader Salz.

Ausführliche Untersuchungen über die Wirkung der Mittelsalze und Bitterwässer am Menschen hat ferner Ury angestellt. In zahlreichen Versuchen bemühte sich Ury, zunächst feststehende Normalzahlen für

einige, in den Wasserextrakt der Faeces übergehende Bestandteile zu
gewinnen; als solcher besonders wichtiger Vergleichswert für pathologische Zustände erwies sich der Chlorgehalt, für den im Wasserextrakt
normaler Faeces konstante Zahlen sich ergaben. Andererseits konnte
Ury zeigen, daß der Chlorgehalt diarrhoischer Entleerungen bei Darreichung kleiner Cl-Mengen und genügend langem Zwischenraum zwischen
Cl-Aufnahme und Entleerung durch die Nahrung wenig beeinflußt wird
und in der Hauptsache als aus dem Körperinnern stammend angesehen
werden darf. Nun verabreichte er an gesunde Personen größere Mengen
von Apenta (500 g, in denen enthalten sind 7,5 g $Na_2SO_4 + 12,2$ g $MgSO_4$
$+ 1$ g NaCl) oder MgS_4 (15 bis 30 g) und fand folgendes: 1. traten
schon in 1 bis $1^1/_2$ Stunden nach Verabreichung des Salzes sehr reichliche, wässerige Entleerungen ein, die schon 50 bis 70 Proz. des eingeführten Magnesiumsalzes enthielten, 2. war in diesen Entleerungen
etwa 20 mal mehr Cl als normal enthalten, bei sehr geringem N-Gehalt,
3. war der Gehalt an Darmfermenten in den Entlerungen sehr gering.
Aus der großen Geschwindigkeit, mit der die eingegebenen Lösungen
den Darm durcheilen, schließt Ury, daß das $MgSO_4$ in großen Dosen
die Peristaltik primär errege (wahrscheinlich durch direkte Einwirkung
auf den Plexus Auerbach), aus dem großen Cl-Gehalte bei geringem
N-Gehalt auf die Abscheidung einer reichlichen Flüssigkeitsmenge aus
dem Darme nicht serösen Charakters und aus dem Mangel an nachweisbaren Darmfermenten, daß die abgesonderte Flüssigkeit in der Hauptsache kein Darmsekret, sondern durch eine Art „Capillartranssudation“
geliefert sei. Verabreichung kleiner Mengen von $MgSO_4$ führt nach
4 Stunden oder noch später flüssige Entleerung herbei; hierbei spielt
mangelhafte Resorption, veranlaßt durch Retention des Lösungswassers
sowie stattfindende Sekretion die Hauptrolle, die Steigerung der Peristaltik dürfte sekundär sein. Die mangelhafte Resorption wird durch
den reichlichen Magnesiumgehalt der Stühle bewiesen; so fanden sich
in dem nach 3 Stunden entleerten wasserreichen Kote 53 Proz. und nach
weiteren 25 Stunden noch 32,8 Proz. des eingenommenen $MgSO_4$ wieder.

Die Argumente, mit denen Ury seine Schlüsse stützt, sind wohl
nicht in allen Stücken von zwingender Beweiskraft. Die ermittelte Zusammensetzung der in den Darm abgeschiedenen Flüssigkeit weicht
nicht so weit von der des Darmsaftes ab; aus dem Befunde einer geringen Menge von Darmfermenten kann auch kein allzu bindender
Schluß gezogen werden; denn selbst wenn die heutige Methodik quantitativer Fermentbestimmung in den Faeces Resultate von größerer Sicherheit ergäbe, bliebe noch immer in Betracht zu ziehen, daß ein Teil
der Fermente in den unteren Darmabschnitten unwirksam werden kann
(Grober) und daß gerade in diarrhoischen, durch Abführmittel erzielten
Entleerungen eine Herabsetzung des distatischen, in geringerem Maße
auch des tryptischen Fermentgehaltes (Hyrayama) gefunden worden ist*).

---

*) Die von klinischer Seite empfohlene Verabreichung eines Abführmittels
am Tage vor beabsichtigter Prüfung auf Trypsingehalt der Faeces hat natürlich
eine andere Voraussetzung.

Immerhin sind die großen, in kurzer Zeit entleerten flüssigen Stuhlmengen in Urys Versuchen auffallend und machen seine Annahme einer Transsudation, die allerdings neben der gesteigerten Sekretion stattfindet, nicht unwahrscheinlich. Große Dosen von $MgSO_4$ oder Bitterwasser, wie sie Ury verwendete, veranlassen wahrscheinlich eine Reizung des Darmes, die ebensogut zu Transsudation führen kann wie zu einer Steigerung der Peristaltik. Solche Reizungen der Darmwand sind im Tierversuch beobachtet worden; Cobet sah nach $MgSO_4$ in konzentrierter Lösung, Weise bei Zusatz von NaCl zu $MgSO_4$-Lösungen in abgebundenen Schlingen Hyperämien der Schleimhaut, letzterer manchmal auch Blutungen. Bei der kurzen Verweildauer der konzentrierten $MgSO_4$-Lösungen im Darme, deren größter Teil mit der rasch erfolgenden Entleerung wieder entfernt wird, käme es eben dann nur zu einer leichten, die Transsudation ebenso wie die Sekretion anregenden Reizung, deren Grad auch von der individuellen Darmempfindlichkeit abhängen wird.

Eine Reihe von Arbeiten aus der Schule Kionkas beschäftigen sich mit den Resorptionserscheinungen der Mittelsalze, deren Wirkung zum überwiegenden Teile im Zusammenhange mit den Resorptionsvorgängen zu erklären ist. Seit Heidenhain, Cohnheim, Reid, Hamburger, Höber u. a. sind die Vorgänge bei der Resorption von Salzlösungen im wesentlichen auf die Gesetze der Osmose und Diffusion zurückgeführt. Die Geschwindigkeit der Resorption ist proportional der Diffusionsgeschwindigkeit und letztere hängt von dem Dissoziationsgrad der Salzlösung ab. Werden Salzlösungen in den Darm eingebracht, so wird zunächst Isotonie mit dem Blute angestrebt. Da aber die Darmwand für Wasser und Salze nur in der Richtung gegen das Darmlumen durchgängig ist, so wird bei hypotonischen Lösungen zunächst Wasser, bei hypertonischen das Salz wegresorbiert, bis in beiden Fällen annähernd Isotonie erreicht ist; dann findet die Resorption statt, deren Einzelheiten von dem Dissoziationsgrad der Lösung und der Wanderungsgeschwindigkeit der Ionen abhängt. Sind aber die in hypertonischer Lösung eingeführten Salze schwer resorbierbar — wie die Mittelsalze —, so wird der Widerstand der Darmwand durchbrochen, es findet eine Flüssigkeitsabsonderung aus dem Darme statt, bis wieder annähernd Isotonie erreicht ist; dann ist das Resorptionshindernis behoben, ein kleiner Teil der so verdünnten Lösung gelangt zur Resorption; wegen der Schwerresorbierbarkeit der Mittelsalze wird die Flüssigkeitsmenge im Darm zurückgehalten und es kommt zn wässerigen Entleerungen. Außer der Konzentration, die bestimmend für die Zeit der Entleerung, spielt auch die Art der benutzten Salze eine Rolle. Am schnellsten werden Chloride resorbiert, dann kommen Bromide, Nitrate, Sulfate der Alkalien und Erdalkalien.

Ist so das Verständnis der Abführwirkung einfacher Salze durch die Gesetze der Resorption erklärt, so bedarf der Wirkungsmechanismus von Salzgemischen noch näherer Beleuchtung. Arbeiten von Kolb, Weise und Cobet haben sich diese Aufgabe gestellt.

Die benutzte Methode war in allen Versuchen dieselbe: 2 Dünndarmschlingen eines Hundes (eine obere und eine untere) wurden abgebunden, 50 ccm körperwarmer Untersuchungsflüssigkeit in jede eingeführt und dann in die Bauchhöhle reponiert; $^1/_2$ Stunde nach Schluß der Bauchhöhle wurden die Tiere getötet, der Inhalt der Darmschlingen entleert, und dann Volumen, Gefrierpunkt und chemische Zusammensetzung bestimmt.

Kolb fand so bei Untersuchung isotonischer Gemische:

a) von $NaCl + Na_2SO_4$, daß wenig Flüssigkeit resorbiert wurde, etwa so viel, wie bei Verwendung von Na_2SO_4 allein, daß reichlich Cl-Ionen aufgenommen wurden (3 mal so viel wie Na), die SO_4-Ionen blieben unverändert.

b) Von $NaCl + MgSO_4$ eine sehr geringe Aufnahme von Mg- und SO_4-Ionen, während eine geringe Menge von Na und Cl hinzugekommen war.

c) Von $MgCl_2 + MgSO_4$, daß Flüssigkeit hinzukam, Cl ausgiebig resorbiert wurde und daß Na hinzukam.

d) Von $MgSO_4 + Na_2SO_4$, daß Flüssigkeit hinzukam, keine Resorption von Mg und SO_4.

In Salzgemischen beeinflusst also das schwer resorbierbare Salz das leicht resorbierbare.

Weise untersuchte die Kombination hypertonischer Lösungen (8 proz. $Na_2SO_4 + 13,6$ proz. $MgSO_4$). Dabei ergab sich, daß die gefundene Flüssigkeitsmenge immer vergrößert ist, und zwar sezernieren die oberen Schlingen mehr als die unteren; die Isotonie ist in einer halben bis ganzen Stunde erreicht. Die Resorption des SO_4-Ions geht im Verhältnis zur Menge vor sich, gleichgültig ob es an Na oder Mg gebunden ist. Die Mg-Ionen werden schlecht resorbiert. Na-Ionen werden in den Darm abgegeben, wenn die Anzahl der eingeführten gering ist, im umgekehrten Fall kommt es zur Resorption, die um so größer ist, je größer die Zahl der eingeführten Na-Ionen ist. Wird einer hypertonischen Lösung eine gewisse Menge NaCl zugesetzt (wie sie in manchen Bitterwässern vorkommt), so kann es zu entzündlicher Reizung der Darmschleimhaut kommen.

Cobet untersuchte die Resorption von hypertonischen $MgSO_4$-Lösungen bei steigender Konzentration für sich allein und mit Zusatz von 0,6 proz. NaCl; diese Untersuchungen ergaben das Resultat, daß die Sulfate in hypertonischer Lösung eine lebhafte Sekretion in dem Darm bewirken; in den unteren Schlingen wird aus dem sezernierten Darmsaft das NaCl zurückresorbiert, ohne daß gleichzeitig Flüssigkeit aufgesaugt wird; diese wird von dem schlecht resorbierbaren Sulfat zurückgehalten. In den oberen Darmschlingen wird das der hypertonischen Lösung zugesetzte NaCl gar nicht resorbiert. Dies erklärt die stärkere Wirkung kochsalzhaltiger Bitterwässer, weil das unresorbierte NaCl in seiner Wirkung dem $MgSO_4$ sich hinzuaddiert. Rückresorption von Flüssigkeit findet erst dann statt, wenn die Verdünnung der eingeführten Lösung so weit vorgeschritten ist, daß die Filtrationskräfte den osmotischen Druck überwiegen; je stärker die Konzentration der eingeführten Lösung, desto später liegt dieser Zeitpunkt. Das ist der alleinige Grund, weshalb stark hypertonische Bittersalzlösungen eine intensivere Wirkung ausüben. In allen Versuchen war eine starke Schleimproduktion bemerkbar, die mit steigender Konzentration der Lösung zunahm, in einzelnen Versuchen wurde Hyperämie der Darmschleimhaut, manchmal auch punktförmige Sugillation beobachtet.

Endgültige Erklärung mancher strittiger Frage scheinen Versuche von Best zu bringen. An Hunden, die Dauerfisteln trugen (ein Hund mit einer Fistel im untersten Dünndarm, ein zweiter mit einer Fistel im Dickdarm und außerdem im Magen, und ein dritter mit einer Duodenal- und Dünndarmfistel), wurde die Wirkung physiologischer NaCl-Lösung, hypotonischer Mineralwässer, von Bitterwässern und Glaubersalzlösungen untersucht. Zahlreiche Beobachtungen unter verschiedenen, durch die Verschiedenheit der Fisteln ermöglichten Bedingungen ergaben folgende Resultate: Physiologische Kochsalzlösung wird in kleinen Mengen resorbiert, in größeren Mengen (1 Liter) verläßt sie rasch den Magen und gelangt in kurzer Zeit in den Dickdarm (1 Liter kann in 30 Minuten unter nur geringer Abnahme der Menge im Dickdarm erscheinen); nach Darreichung kleiner Mengen von hypertonischem Bittersalzwasser (Mergentheim), die resorbiert werden, sowie nach Bitterwässern (Hunyadi Janos), die in den Dickdarm gelangen und durch eine Dickdarmfistel abgefangen wurden, erfolgten in gleicher Weise Durchfälle. Auch für Glaubersalzlösungen (15 g in 300 g Wasser) ließ sich das Auftreten von Durchfällen beobachten, trotzdem der größte Teil der Flüssigkeit durch die offene Dünndarmkanüle ablief und so nicht in den Dickdarm gelangen konnte. Dieser Erfolg, daß Abführwirkung nach Glauber- oder Bittersalzlösungen auch eintreten kann, wenn die Flüssigkeitsansammlung im Dickdarm durch Ablaufen der Salzlösung aus einer Dünndarmfistel verhindert wird, tritt um so sicherer ein, je leerer der Darm ist. Da eine Wirkung vom Blute aus nach den Untersuchungen Auers und Frankls, sowie nach den Versuchsergebnissen des Autors selbst (bei vollem Darm wurden Na_2SO_4-Lösungen oft resorbiert, ohne daß Durchfall eintrat) nicht anzunehmen ist, kann diese Erscheinung nur darauf zurückgeführt werden, daß vom Magen aus eine lebhafte, über den ganzen Darm sich erstreckende peristaltische Welle abläuft, die zur Herbeiführung der Entleerung genügt. Andererseits ließ sich zeigen, daß nach Ausschaltung der Magenmotilität (an Hunden mit atonischem Magen) Glaubersalzlösung gar nicht oder erst nach langer Zeit abführend wirkt.

Zusammenfassende Betrachtung aller bisherigen Versuchsergebnisse über die Wirkung der Mittelsalze läßt — trotz der Unsicherheit in manchen Punkten — folgende Erklärung als berechtigt erscheinen:

Die Mittelsalze halten im Darm ihr Lösungswasser fest und veranlassen durch ihre Schwerresorbierbarkeit — für den Fall der Sulfate vielleicht auch durch Kalkfällung in der Darmwand und in den Drüsengefäßen*) — einen Flüssig-

*) Nach Chiari und Fröhlich führt Kalkentziehung zu Erregbarkeitssteigerung motorischer und sekretorischer Nervenendigungen.

keitserguß in den Darm. Diese Flüssigkeit ist zum größten Teile Darmsaft; bei stark hypertonischen Lösungen, bei großen Dosen oder Kombinationen mit Kochsalz kommt höchstwahrscheinlich durch Reizung der Darmwand eine Transsudation hinzu. Die abgesonderte Flüssigkeitsmenge veranlaßt sekundär — im Falle der Reizung auch primär — eine starke Beschleunigung der Peristaltik, die zu raschem Transport des flüssigen Darminhalts und zur Entleerung wässeriger Stühle führt. Bei leerem Darm können die Mittelsalzlösungen vom Magen aus eine über den gesamten Darm ablaufende Peristaltik auslösen, die beschleunigte Entleerung hervorruft.

2. Das Kalomel. Die Wirkung des Kalomels beruht wahrscheinlich darauf, daß in den Körperflüssigkeiten ein lösliches Hg-Albuminat gebildet wird, das langsam Hg abspaltet und die Peristaltik des Dünn- und Dickdarmes anregt.

Im Röntgenversuch am Menschen haben Meyer-Betz und Gebhardt starke Vermehrung der Peristaltik des Dünndarms (Rollbewegungen) und des Dickdarms beobachtet. Der Dünndarminhalt wird sehr rasch vorwärts getrieben und, sobald er im Dickdarm anlangt, auch hier rasch weiter befördert. Die erzielten Stühle waren dickbreiig, wenn das Mittel zusammen mit der Rieder-Mahlzeit verabreicht wurde, also in Verdünnung zur Wirkung kam, dünnflüssig, wenn es einige Zeit nach der Mahlzeit gegeben wurde. Eine vermehrte Sekretion in den Darm konnte nicht festgestellt werden. Nach Fleckseder läßt sich beim Kaninchen durch Atropin die Kalomeldiarrhöe (durch Hemmung der Peristaltik) und die Quecksilbersalivation unterdrücken, was auf eine pilocarpinähnliche Erregung hindeutet. Chiari fand, daß nach Kalomel die Darmwand einen Kalkverlust erleidet; ob zwischen beiden Befunden — etwa im Sinne von Chiari und Fröhlich, daß Kalkverarmung die Erregbarkeit der Nervenenden erhöht — ein Zusammenhang besteht, der die besonders intensive Wirkung des Kalomels erklären kann, ist zurzeit nicht zu entscheiden.

Ein gewisses Interesse beanspruchen noch drei Abführmittel, über die neuere Untersuchungen vorliegen und die nicht im gewöhnlichen Schema der Abführmittel untergebracht werden können, es ist dies die Galle, der Schwefel und das Hormonal.

C. Die gallensauren Salze.

Beobachtungen über Abführwirkung von Gallenpräparaten sind lange bekannt; experimentelle Untersuchungen wurden zuerst von Hallion und Neppe ausgeführt, die an Tieren nach Gallenzufuhr verstärkte Bewegungen des Kolons und nach Einspritzung von Galle ins Rectum von Hunden Stuhlentleerung beobachteten. Schüpbach fand in Versuchen mit Hundedarmschlingen bei Zusatz von Galle zur Nährflüssigkeit keinen besonderen Einfluß auf die Bewegungen des

Dünndarms oder nur geringfügige Hemmung, ferner, daß die eigene Galle der Versuchstiere, die — aus der in die Vellafistel implantierten Gallenblase — in den Dünndarm floß, diesen unbeeinflußt läßt, oder nur eine sehr geringe Hemmung erzeugt. Auf den Kaninchendünndarm in situ wie auf überlebenden Katzendarm wirkt Galle hemmend; der in situ befindliche Dickdarm des Kaninchens wird durch Galle zu vermehrter Peristaltik angeregt, während Katzendickdarm in seiner Bewegung gehemmt wird. Wird Galle ins Rectum von Hunden injiziert, so erfolgt bald nachher Defäkation. D'Errico bestätigte die hemmende Wirkung von Galle auf den in Ringerlösung mit O-Durchleitung befindlichen Katzendünn- und -dickdarm. Nur am lebenden Tiere und den in situ befindlichen Dickdarm wirkt die Galle erregend (Asher).

Gläßner und Singer haben an Gallenfisteltieren und an Menschen bei Einspritzung von Galle ins Rectum ausgiebige Stuhlentleerung beobachtet. Versuche an Hunden ergaben als wirksamen Bestandteil die Cholsäure, während Taurin und Glykokoll unwirksam waren. Per os gereichte Cholsäure ergab unsichere Resultate, offenbar weil sie im Dünndarm resorbiert wurde; wurde die Cholsäure in gehärteten Kapseln gereicht, so ließen sich bessere Erfolge erzielen. Ganz charakteristisch war jedoch die Wirkung bei rectaler Applikation. Dabei ließ sich rektoskopisch oft Contraction am Sphincter internus und am Rectum beobachten. Zur Sicherstellung des Angriffspunktes wurden an Katzen und Menschen Röntgendurchleuchtungen vorgenommen. Katzen erhielten 25 g Kartoffelbrei $+$ 5 g Wismut $+$ 0,3 g Cholsäure in Geloduratkapseln; schon nach einer Stunde ist der Dünndarm gefüllt, nach 2 Stunden ist die Füllung des Dünndarms komplett und bereits ein Teil des Speisebreis im Anfangsteil des Dickdarms. Nach 5 Stunden ist das Kolon und die Flex. sigmoidea angefüllt, eine Stunde später erfolgt Defäkation. Wurden die Katzen abends vorher gefüttert, so war am Morgen der Dickdarm bis zur Ampulle gefüllt; wurde jetzt ein Cholsäurezäpfchen appliziert, so war 10 Minuten später eine deutliche Verschiebung des Schattens nach abwärts zu beobachten, und dichte Füllung der Ampulle. Beim Menschen wurde die Rieder-Mahlzeit und 1 g Cholsäure innerlich verabreicht; es ergab sich beschleunigte Passage im Kolon, nach 5 bis 6 Stunden befand sich die Kotsäule schon an der linken Flexur, auf Magen und Dünndarm war kein sicherer Einfluß zu konstatieren. Die Galle hatte demnach ihren Angriffspunkt im Dickdarm. Die beste Applikation ist die rectale in Form von Zäpfchen, die 0,3 bis 0,5 g Cholsäure enthalten oder in Mikroklysmen (0,5 g cholsaures Natrium mit Zusatz von etwas Novocain oder Anästhesin ist unter dem Namen „Bilen" im Handel). Die Entleerungen sind sehr reichlich, fest und erfolgen ohne Transsudation.

D. Der Schwefel.

Die Abführwirkung des Schwefels wurde von Buchheim und Krause auf die Bildung von Schwefelalkali im Darme zurückgeführt, das durch Reizung der Darmschleimhaut zur Beschleunigung der Peristaltik führe. Nach Regensburger soll der Schwefel mit den sich zersetzenden Eiweißkörpern und Alkali in Reaktion treten und zur Bildung von Schwefelwasserstoff und Schwefelalkali führen. Nach Heffter kann sich jedoch im Darme Schwefelalkali nicht bilden, weil die Spannung der CO_2 im Darme zu hoch ist und das im Darme daher stets vorhandene Bicarbonat mit S nicht reagiert. Die Schwefelwasserstoffbildung im Darm aus zugeführtem Schwefel erfolgt aber nicht nur durch die reduzierende Tätigkeit der Bakterien; wie Heffter und Hausmann nachwiesen, haben die Eiweißkörper gewisser tierischer Organe (besonders die Darmschleimhaut, nicht· der Magen) die Fähigkeit (auch nach dem Kochen), aus S Schwefelwasserstoff zu bilden. Dieses bei S-Zufuhr dauernd in kleinen Mengen entstehende Gas wirkt direkt peristaltikanregend (v. Bokai) und kann bei seiner leichten Diffusionsfähigkeit auch vom Blute aus wirken; dort wird es allerdings leicht weiter oxydiert (Konschegg, Maillard). In die Blutbahn gebrachter Schwefel wird zum Teil in H_2S verwandelt (Heffter, Sabbatani).

Th. Frankl hat, ausgehend von dem Befunde Konscheggs, daß elementarer Schwefel innerlich verabreicht zu Schwefelsäure oxydiert wird, eine Giftwirkung intermediär gebildeter schwefliger Säure als Ursache der Darmwirkung zu erweisen versucht.

Zwei Hunde erhielten 4 g S innerlich; in beiden Fällen konnte in dem nachher ausgeschnittenen, stark geröteten Darm kein H_2S nachgewiesen werden, hingegen fiel die Boedekersche Probe auf schweflige Säure positiv aus. Wurde Schwefel in abgebundene Darmschlingen gebracht und die Tiere nach 6 Stunden getötet, so konnte im Darminhalt wieder schweflige Säure (mit derselben Reaktion), aber kein H_2S nachgewiesen werden, desgleichen im Darminhalte eines Hundes, der Sulfidal (kolloidaler Schwefel) erhalten hatte und 9 Stunden nachher getötet worden war.

Der Schwefel erfährt also im Darme eine teilweise Oxydation zu schwefliger Säure, die sich zwar rasch weiter oxydiert, aber bei ihrer großen Giftigkeit selbst in kleinen Mengen stark reizend auf die Schleimhaut wirkt und dadurch erhöhte Peristaltik herbeiführt.

Diese Befunde Frankls wurden von Taegen bestritten. Die Boedekersche Reaktion, mit der Frankl den Nachweis der schwefligen Säure geführt, sei für diesen Zweck ungeeignet. Positiver Ausfall dieser Reaktion nach Schwefelfütterung wurde von Taegen nur in einem Falle erhalten, während sie hingegen — im Gegensatz zu Frankls Kontrollversuchen — auch bei 2 Hunden ohne Schwefelfütterung schwach positiv gefunden wurde. Cystein sowie Extrakte fast aller Organe ergäben positiven Ausfall der Boedekerschen Reaktion. Außerdem wurde im Dickdarm normaler Hunde deutlich die Anwesenheit von H_2S festgestellt; wurde den Tieren Schwefel unter gleichzeitiger Zulage von Eisen verabreicht, so wurde die Bildung von Schwefeleisen im Dünn- und Dickdarm nachgewiesen; demnach ist die Schwefelwirkung auf den Darm nach wie vor auf die Bildung von H_2S zurückzuführen.

E. Das Hormonal.

Der Einfluß von Organextrakten auf die Darmbewegung wurde bereits bei Besprechung der Entstehung von Darmbewegungen erwähnt.

Die ersten Beobachtungen gehen auf Heidenhain zurück, der bei Prüfung der lymphagogen Substanzen 1. Ordnung nach Injektion von Pepton, Extrakten von Hunde-Dünndarmschleimhaut usw. eine Anregung der Darmperistaltik sowie Blutdrucksenkung sah. Spiro und Pick, Bayliss und Starling, Enriquez und Hallion, Ott, Oliver und Schäfer, Popielski u. a. haben die Wirkungen von verschiedenen Organextrakten untersucht und zum Teil auch den Einfluß auf die Darmperistaltik konstatiert. Zülzer, Marxer und Dohrn haben aus der Magenschleimhaut und den obersten Partien der Duodenalschleimhaut des in Verdauung befindlichen Hundes, später aus der Milz, in der sich die wirksame Substanz anhäufen soll, Extrakte hergestellt, deren Injektion nach den genannten Autoren lebhafte, in physiologischer Weise ablaufende Peristaltik beim Tier erzeugt. Die Anwendung dieser Extrakte — fabrikmäßig aus Milz dargestellt — wurde von Zülzer für die Therapie der Obstipation warm empfohlen, und zwar intramuskulär für die chronische Obstipation, intravenös für akute schwere (postoperative) Darmlähmungen. Zülzer selbst hatte nie unangenehme Nebenwirkungen beobachtet, bis auf einen manchmal nach der Injektion auftretenden Schüttelfrost. Nach den ausgedehnten Erfahrungen dieses Autors genügt in manchen Fällen eine einmalige Injektion, um eine selbst seit langer Zeit bestehende Obstipation für einen größeren Zeitraum oder sogar dauernd zu beseitigen. Der Angriffspunkt des Hormonals liegt nach Zülzers Vermutung im Darme selbst, nicht in der Beeinflussung nervöser Apparate.

In einer großen Anzahl nun folgender Publikationen*) werden Zülzers Angaben über den Erfolg der Hormonalwirkung vielfach bestätigt, zum Teil widersprochen, aber auch ernste Zwischenfälle (Kollapse) und zwei Todesfälle gemeldet.

Experimentelle Untersuchungen an Katzen, auch Kaninchen und Hunden von Dittler und Mohr ergaben nach Hormonal eine bedeutende Blutdrucksenkung, Verzögerung der Blutgerinnung, Sekretion der Speicheldrüsen, aber keine regelmäßige und auffallende Anregung der Darmbewegung; soweit letztere erfolgte, führen sie die Autoren auf die Blutdrucksenkung zurück, die das Hormonal genau so wie Pepton und andere Organextrakte erzeugt. Diese Versuche wurden in den wesentlichen Ergebnissen von Sabatowski bestätigt, und auch von ihm wird die Hormonalwirkung als eine sekundäre Folge der (durch Popielskis Vasodilatin hervorgebrachten) Blutdrucksenkung gedeutet.

Da inzwischen auch Zülzer selbst unerwünschte Nebenwirkungen des Hormonals beobachtet hatte, die er in Übereinstimmung mit anderen Autoren auf den Albumosegehalt des verwendeten Präparates zurück-

---

*) Die ausführliche Literatur siehe bei Dittler und Mohr sowie bei Schlagintweit.

führte, veranlaßte er die Herstellung eines neuen, albumosefreien Präparates, das dauernd unter seiner Kontrolle steht. Dittler und Mohr
prüften auch dieses neue Hormonal in Versuchen an Kaninchen und
Katzen. Trotzdem sich auch in diesem neuen Präparat noch Albumosen
vorfanden, war die Blutdrucksenkung nach intravenöser Injektion viel
geringer als beim alten Hormonal, auch kehrte der Blutdruck in kurzer
Zeit meist zur ursprünglichen Höhe wieder zurück; aber auch bei ganz
langsamer Injektion war immer ein Sinken des Blutdrucks deutlich
vorhanden. Beobachtungen der Peristaltik (bei eröffneter Bauchhöhle
in körperwarmer Ringerlösung) ergaben in $^2/_3$ der Fälle einen Einfluß
auf die Darmbewegungen, die manchmal wenig lebhaft waren und auf
andere Darmschlingen nicht übergriffen; bei Katzen war der Einfluß
auf die Peristaltik seltener zu beobachten, hingegen kam es oft zu
einer Steigerung des Darmtonus.

Weitere experimentelle Beobachtungen mit Hormonal (altem und
neuem Präparat) hat Schlagintweit angestellt. Auch er fand die
Blutdrucksenkung nach Anwendung des neuen Hormonals geringer als
nach dem alten, ferner, daß sich bei Kaninchen nach intravenöser Injektion des neuen Präparates erhöhte Peristaltik (bei eröffneter Bauchhöhle) zeigte, bei Katzen und Hunden nur in seltenen Fällen. Die durch
Hormonal ausgelöste Peristaltik konnte weder durch Atropin noch durch
vorher injiziertes Adrenalin gehemmt werden. Kreosot, das dem Hormonal als Antisepticum bei der Darstellung zugesetzt wird, macht für
sich in größeren Mengen auch Blutdrucksenkung, in kleineren Mengen
kann es bei Katzen und Kaninchen (nicht bei Hunden) Peristaltik auslösen. Eine Mitbeteiligung des Kreosots an der Blutdrucksenkung wie
Peristaltik erzeugenden Hormonalwirkung ist danach nicht auszuschließen.
Zur Aufklärung der am Menschen beobachteten langen Nachwirkung
einer einmaligen Hormonalinjektion, die in Organveränderungen begründet sein konnte, hat Schlagintweit Meerschweinchen durch 30 Tage
täglich 0,2 bis 0,8 ccm Hormonal subcutan injiziert (ohne daß Durchfall
oder Anaphylaxie aufgetreten wäre). Gewisse, in den Nebennieren dieser
Tiere gefundene Veränderungen konnten aber für die Deutung der
Hormonalwirkung nicht herangezogen werden, weil das Blut dieser
Tiere keine Veränderung seines Adrenalingehaltes erkennen ließ. Die
mit dem neuen Hormonal angestellten Tierversuche ergeben also eine
geringere, namentlich bei langsamer Injektion vorübergehende Wirkung auf den Blutdruck und lassen eine deutliche Beeinflussung der
Peristaltik (an Kaninchen) erkennen, wenn auch nicht so regelmäßig
und nicht in solchem Umfange, wie sie beim Menschen beschrieben wird.

Soweit bisher Versuche mit dem neuen Hormonal veröffentlicht
sind, wurden nach seiner Anwendung üble Zufälle noch nicht beobachtet, hingegen wird seine Brauchbarkeit namentlich bei Zuständen
von schwerer Lähmung des Darmes betont (F. A. Hesse). Immerhin
erscheint große Vorsicht in der Verwendung dieses Mittels geboten. —
Die Ursache der Hormonalwirkung scheint keine einheitliche zu sein;

einzelne von Schlagintweits Versuchen erwecken den Anschein, als ob ein blutdrucksteigerndes und ein blutdrucksenkendes Agens sich in ihrer Wirkung beeinflußten. Mit Rücksicht auf die Art der Gewinnung und die Wirkung dieser Substanz könnte wohl die Vermutung eine gewisse Wahrscheinlichkeit beanspruchen, daß das Hormonal eine von krystallinischen Eiweißverdauungsprodukten sich ableitende Base (vom Charakter des Imidazolyläthylamins aus Histidin oder auch des Hydroxyphenyläthylamins aus Tyrosin) neben Albumosen, eventuell auch Cholin, wie alle Organextrakte, enthalte. Barger und Dale haben ja aus Darmschleimhaut von Ochsen und Rindern β-Iminazolyläthylamin dargestellt, das eine ausgesprochene Wirkung auf glatte Muskulatur besitzt, bei Kaninchen blutdrucksteigernd, bei der Katze blutdrucksenkend wirkt und bei intravenöser Injektion Symptome von anaphylaktischem Shok wie Pepton erzeugt. Dale und Laidlaw vermuteten daher, daß das Vasodilatin Popielskis identisch mit β-Iminazolyläthylamin sein könnte*). Eine Base der genannten Art könnte also an der Hormonalwirkung beteiligt sein, die aber von Art und Menge der gleichzeitig gegenwärtigen anderen Substanzen Albumosen, eventuell Cholin u. a. wesentlich mit bestimmt würde.

Eine übersichtliche Darstellung über die Wirkungsart der Abführmittel beim Menschen sei in folgender Tabelle gegeben:

Abführmittel	Wirkung auf die Bewegungen					Flüssigkeitsabsonderung	
	des Dünndarms		des Dickdarms				
	Pendelbewegung	Peristaltik	Peristaltik	Cöcaltätigkeit	Haustrale Bewegung	des Dünndarms	des Dickdarms
Senna .	ohne Einfluß		vermehrt	fehlt	vermehrt	ohne Einfluß	
Aloe ..	„	„	„	„	stark vermehrt	„	„
Ricinusöl	stark vermehrt (Rollbewegungen)		vermehrt (Holzknechts große Bewegungen)	fehlt	schlaff bis fehlend	vermehrt	?
Koloquinten (Tierversuch) Jalape .	stark vermehrt	vermehrt	vermehrt vermehrt	fehlt fehlt		sehr stark vermehrt	„ „
MgSO$_4$.	vermehrt (sekundär?)		normal oder vermehrt	? (im Tierversuch vorhanden)	fehlen	sehr stark	vermehrt
Kalomel	stark vermehrt		stark vermehrt			nicht mit Sicherheit festgestellt	
Galle ..	ohne Einfluß		stark vermehrt	?	?	ohne Einfluß	

*) Popielski lehnt allerdings diese Vermutung ab; er nimmt an, daß durch die Injektion dieser Base die Bildung von Vasodilatin angeregt wurde.

Praktische Ergebnisse.

Wie die tabellarische Übersicht zeigt, ist für die größere Anzahl der Abführmittel die Beteiligung der meisten für ihre Wirkung maßgebenden Faktoren erkannt. Eine volle Einsicht in den Wirkungsmechanismus beim Menschen ist damit aber noch nicht gegeben, weil, wie bei jeder medikamentösen Wirkung, individuelle Bedingungen eine ausschlaggebende Bedeutung besitzen. Für den Darm sind solche individuellen Verschiedenheiten besonders groß. Abgesehen von der verschiedenen Widerstandsfähigkeit der Darmschleimhaut gegen Reize, von der Verschiedenheit des chemischen Milieus, in dem die abführenden Stoffe zur Wirkung gelangen, eines Milieus, das je nach der Beschaffenheit des Darminhalts, der Menge der sezernierten Verdauungssäfte, dem Grade der Verdauung, der Art und Menge bakterieller Zersetzungen usw., variiert, spielt der Tonus des komplizierten Darmnervensystems, das labile Gleichgewicht zwischen autonomen und sympathischen Erregungen und die damit aufs engste verknüpfte Reaktionsfähigkeit des Darmes eine nicht zu übersehende Rolle. Wird aber eine Indikationsstellung für Anwendung und Dosierung der einzelnen Abführmittel strenger Individualisierung überlassen bleiben, so lassen sich vielleicht aus den gewonnenen experimentellen Untersuchungen einige Gesichtspunkte allgemeiner Art ableiten.

Zur einmaligen Reinigung des Darms, wie sie bei Darmstörungen nach Diätfehlern, bei vorübergehender Obstipation, im Beginne akuter Katarrhe usw. erwünscht sein kann, wird sich das Ricinusöl besonders eignen, weil es gleichmäßig auf Entleerung des Dick- und Dünndarms wirkt, eine Reizung der Schleimhaut infolge langsamer Abspaltung der wirksamen Substanz und rascher Entfernung derselben nicht stattfindet und die Wirkung schmerzlos erfolgt. In den Stühlen findet sich häufig noch Ricinusöl unverändert vor, das die Passage durch den Dickdarm gewiß mechanisch unterstützt. Das Kalomel wird (in kleinen Dosen) zu denselben Zwecken gebraucht werden können; es entfaltet im Prinzip dieselbe Wirkung wie das Ricinusöl, nur noch energischer, der Darm wird sehr gründlich entleert, vielleicht auch desinfiziert, die Entleerungen sind meist wässerig. Die Mittelsalze können für rasch erwünschte Entleerung wohl auch in Frage kommen, ihre Anwendung wird aber mehr dort am Platze sein, wo eine Wasserentziehung, eine „Ableitung" angestrebt wird. Nach Erfahrungen am Menschen ist zwischen der Wirkungsweise des Na_2SO_4 und des $MgSO_4$ wohl ein Unterschied zu konstatieren: ersteres wirkt milder, weniger reizend, erst in größeren Dosen kräftig, während letzteres schon in kleineren Dosen eine Reizwirkung im Darme hervorruft. Die Entleerungen sind, obwohl häufig dünnflüssig, nicht immer vollständig, die Gasbildung im Darme oft sehr ausgesprochen. Nach längerer Anwendung tritt manchmal eine gewisse Darm„trägheit" ein; ob deren Ursache in vermehrtem oder verringertem Tonus der Darmwand gelegen ist, scheint von individuellen Einstellungen der Innervation abhängig zu sein. Über Indikationen und Wirkungsweise der Mittelsalze in Form der Mineralwässer muß auf die ausführliche Darstellung von Schütz in diesen Ergebnissen verwiesen werden.

Für die Anwendung der Abführmittel zu oftmaligem Gebrauche kann nur individuelle Beobachtung entscheidend sein. Man wird solchen den Vorzug geben, die bei länger dauernder Anwendung möglichst wenig Verdauungsprodukte der Resorption entziehen, die Darmschleimhaut nicht reizen und zu sicherer, ausgiebiger und schmerzloser Entleerung führen. In dieser Richtung sind die verschiedenen Anthracenderivate (für sich allein oder in Kombination mit Mitteln aus anderen Gruppen) seit langem in Gebrauch. Im Einzelfalle wird neben der Kenntnis der entfalteten Wirkung auch die Art der zur Verstopfung führenden Krankheitsursache für die Anwendung des Abführmittels maßgebend sein. Gerade für die Aufklärung der Obstipationszustände sind erst in neuerer Zeit durch die Röntgenmethode neue Erkenntnisse angebahnt worden, deren Erweiterung eine striktere Indikationsstellung der Abführmittel gestatten wird.

VI. Die Beeinflussung der Darmbewegung durch Stopfmittel.

Zur pharmakologischen Gruppe der Stopfmittel gehören: Die Alkaloide der Opiumgruppe, die Gerbsäure und ihre Derivate, die Cort. Coto, die Uzara, eine Anzahl von Metallsalzen und eine Gruppe von Stoffen, die durch ihre physikalischen Eigenschaften auf die Sekretionsvorgänge der Darmschleimhaut wirken (Schleimstoffe, Bolus alba, Kohle usw.). Hier sollen nur die erstgenannten Gruppen, von denen Beziehungen zur Darmbewegung anzunehmen sind, Besprechung finden.

1. Die Opium-Morphiumgruppe.

Von den ungefähr 20 Alkaloiden, die bis jetzt aus dem Opium dargestellt worden sind, ist das Morphium nach Quantität und Qualität das wichtigste. Seine Menge beträgt 9 bis 12 Proz.; von den wichtigeren Alkaloiden finden sich Narkotin zu 5 bis 7 Proz., Kodein zu 0,2 bis 0,8 Proz., Papaverin zu 0,5 bis 1,0 Proz., Narcein zu 1,0 bis 0,4 Proz., Thebain 0,15 bis 0,5 Proz., Mekonsäure 4 Proz.

Die chemische Konstitution des Morphiums ist mit großer Wahrscheinlichkeit:

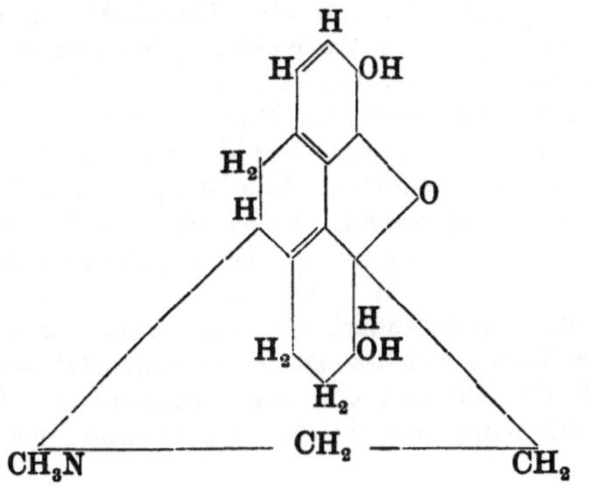

Es leitet sich von einem hydrierten Phenanthrenkern ab, einem 3-6-Dioxy-5, 6,7,8,9,10-Hexahydrophenanthren, das eine alkoholische und eine Phenol-OH-Gruppe besitzt und einen O in Form einer Meso-O-Brücke. Wird der H der alkoholischen OH-Gruppe durch Alkyl ersetzt, so erhält man Kodeine: Substitution durch die Methylgruppe ergibt das Kodein, durch die Äthylgruppe das Dionin, durch die Benzoylgruppe das Peronin. Werden beide OH-Gruppen durch den Essigsäurerest substituiert, so entsteht das Heroin.

Auch dem Thebain liegt der Phenanthrenkern zugrunde. Das Papaverin und das Narkotin sind hingegen Abkömmlinge des Isochinolins. Die Konstitution des Papaverins ist:

$$CH_3O \quad CH_3O \quad N \quad CH_2 \quad CH_3O \quad CH_3O$$

Die Untersuchungen über die Wirkungsweise des Opiums und Morphiums gehen bis auf Nasse (1866), Gscheidlen (1869), Salvioli, Legros und Onimus zurück. Nothnagel führte zuerst umfassende Untersuchungen aus und fand am Kaninchen im Kochsalzbade, daß der durch Kochsalz ausgelöste peristaltische Reflex nach Injektion kleiner Dosen von Morphin gehemmt, nach Injektion größerer Dosen sowie nach Durchschneidung des Mesenteriums wieder ausgelöst wird. Nothnagel schloß daraus, daß kleine Morphindosen die Hemmungsfasern des Nerv. splanchnicus erregen und große Dosen sie lähmen. Pal und Berggrün schlossen sich nach dem Ergebnis ihrer Versuche an Hunden der Ansicht Nothnagels an. Der Angriffspunkt der durch Morphin hervorgerufenen Splanchnicus-Erregung wurde von ihnen nach dem Ergebnis von Durchschneidungsversuchen in den zentralen Ursprung im unteren Hals- und oberen Brustmark verlegt. Spitzer fand in Versuchen an abgebundenen Darmschlingen von Frosch und Kaninchen, daß die Empfindlichkeit des Darmes gegen schmerzhafte Reize durch Opium und Morphium herabgesetzt, daß in größeren Dosen — intensiver durch Opium — die Peristaltik vermindert wird und daß beim Kaninchen Darreichung per os eine stärkere Wirkung ausübt, als subcutane Applikation; wird Opium in eine Kaninchendarmschlinge gebracht, die mit dem Mesenterium in Verbindung verbleibt, so verharrt diese Darmschlinge bei Erstickung des Tieres in Ruhe. Beobachtung der Fortbewegungsgeschwindigkeit gefärbter Flüssigkeit in den Darmschlingen, die vom Mesenterium losgelöst waren, ergab nach Morphiumzufuhr Verzögerung dieser Geschwindigkeit. In Übereinstimmung mit Nothnagel führt Spitzer die beobachteten Erscheinungen vorwiegend auf Erregung des Splanchnicus zurück, gleichzeitig aber auch auf eine Herabsetzung der Empfindlichkeit der Darmschleimhaut und der in der Darmwand gelegenen motorischen Apparate. Jacobj sah im Gegensatze zu Nothnagel und Pal nach großen Dosen Morphin keine Lähmung der Hemmungsfasern des Darms. Eine Steigerung des Effektes von Vagusreizen war nach großen Dosen Morphin nicht zu beobachten, wohl aber nach Durchschneidung des Splanchnicus. Das Morphin greift also in der Darmwand an, deren Erregbarkeit es hemmt. Pohl fand an Versuchen an Kaninchen und Hunden, daß kleine Dosen Morphin zu vorübergehender motorischer Erregung des Magens und Darmes führen und daß dabei — im Gegensatze zu Nothnagel — der NaCl-Reflex unverändert erhalten blieb. Bei Hunden kann die motorische Wirkung des Vagus auf den Darm herabgesetzt sein; da diese Herabsetzung aber auch nach Durchschneidung des Splanchnicus erfolgt, kann sie nur durch Erregbarkeitsveränderung der in der Darmwand gelegenen motorischen Zentren verursacht sein.

Die verschiedenen Resultate der angeführten Versuche sind wohl nur zum Teile auf die verschiedene Reaktion der benutzten Versuchstiere zurückzuführen — bei Hunden wirkt Morphin im allgemeinen erregend auf den Darm, verursacht Erbrechen und Erregung des Darmes, auch Kotentleerung; Kaninchen verhalten sich ähnlich wie der Mensch, bei Katzen wirkt es heftig erregend auf das Zentralnervensystem. — In der größeren Zahl der Versuche ist übereinstimmend eine Beeinflussung der in der Darmwand gelegenen Apparate durch Morphin gefunden worden, während die Angaben über eine Einwirkung auf die Hemmungsnerven durchaus widersprechend lauten.

Zur Aufklärung der Morphinwirkung in ihrem Einflusse auf die Hemmungsfasern des Nerv. splanchnic. hat Magnus Versuche an Katzen angestellt, bei denen durch dauernde Milchzufuhr eine chronische Diarrhöe hervorgerufen wurde. Diese Diarrhöe konnte durch subcutane Injektion von Morphin (0,04 bis 0,05) zuverlässig gestopft werden. Nun wurden den Tieren die gesamten Splanchnicusfasern vom Magen bis zum After durchschnitten; nach 8 bis 10tägigem Warten — die Katzen vertragen den Eingriff sehr gut — wurde bei diesen so operierten Tieren durch Milchdiät wieder Durchfall erzeugt; derselbe ließ sich in gleicher Weise wie bei den normalen Tieren durch Morphin (subcutan injiziert) verhindern. Die stopfende Wirkung des Morphins ist demnach unabhängig von Hemmungseinflüssen des Nerv. splanchnic.

Magnus untersuchte nun zur Aufklärung dieser Stopfwirkung mit Hilfe des Röntgenverfahrens den Einfluß solcher stopfenden Morphindosen auf die Verdauungsbewegungen von Katzen (zur Kontrolle auch an Hunden und Kaninchen). Als Hauptwirkung ergab sich eine hochgradige Verzögerung der Magenentleerung, die durch ein langdauernde Contraction in der Mitte des Magens, in der Gegend der Sphincter antr. Pylor. unter Beteiligung einer Contraction am Pylorusteil bedingt ist. Infolgedessen bleibt die Nahrung stundenlang im Magenfundus liegen. Bei Katzen ist so die Verweildauer des Nahrungsbreies im Magen nach Kartoffelbreifütterung $3^1/_2$ bis 8 Stunden, beim Hunde nach Fleischfütterung $3^1/_2$, nach Hundekuchen bis zu 8 Stunden. Nach Übertritt der Nahrung in den Pylorusteil setzen zwar peristaltische Wellen ein, doch kann es bei Katzen wie Hunden bis zum Eintritt des Speisebreis ins Duodenum statt 10 bis 15 Minuten noch $1^1/_2$ bis 2 Stunden dauern; auch die Passage durch die Kardia ist behindert; manchmal bleibt ein Teil des Futters bis zu einer halben Stunde in der Speiseröhre dicht oberhalb der Kardia liegen. Auch Gase können infolge der erschwerten Kardia-Passage nicht nach oben entleert werden und dehnen infolgedessen den Magen aus. Bis zur völligen Entleerung des Magens dauert es bei Katzen (vom Beginn des Übertritts in den Darm) noch 7 bis 25 Stunden statt 3 Stunden. Die Öffnungen des Pylorus erfolgen in langsamerem Tempo, die Produkte einer vollständigen Magenverdauung treten so in kleinen Portionen über einen großen Zeitraum verteilt in den Dünndarm. Die beschriebenen Erscheinungen der verlangsamten Magenentleerung lassen sich sowohl an Katzen, die durch Morphium erregt werden, wie an Hunden, die durch Morphium narkotisiert werden, beobachten, sind also von der Allgemeinwirkung des Morphins unabhängig. Bei Hunden beobachtet man vollständigere Verflüssigung der vom Magen ins Duodenum übertretenden Produkte der Fleischverdauung als bei normalen Tieren (Versuche an Hunden mit Duodenalfisteln). Durch Verzögerung der Magenentleerung wird die Verdauung im Dünndarm außerordentlich beeinflußt, die Verweildauer des Speisebreis wird auf diese Weise bis zu 27 Stunden bei Katzen (statt 8 bis 9 Stunden), bei Hunden bis zu 18 Stunden (statt 6 bis 7 Stunden) verlängert. Eine direkte Beeinflussung des Dünndarms durch das Morphin tritt demgegenüber vollständig zurück. Auch die Dickdarmfüllung erfolgt verspätet (nach 12 Stunden statt nach 2 beim Hunde). Am isolierten Dünn- und Dickdarm werden durch dieselben Dosen Morphin nur Erregungserscheinungen hervorgerufen, der Ablauf der Pendelbewegung in keiner Weise gestört.

Wird Morphin bei schon erfolgter Dünndarmfüllung injiziert, so kann — in der Hälfte der Versuche — eine Verzögerung der Fortbewegung von Dünndarminhalt ins Kolon erfolgen, die etwa 3 Stunden dauert. Im proximalen Kolon wird die Antiperistaltik in keiner Weise behindert, ebensowenig die Peristaltik des distalen Kolons. Abführende Seifenklystiere werden von Morphin-Tieren ebenso rasch entleert wie von normalen; indifferente Klystiere verschiedener Konsistenz rufen bei Morphin-Tieren wie bei normalen Tieren die gleichen Dickdarmbewegungen hervor. Die stopfende Wirkung des Morphins — Opium, das für Katzen sehr giftig ist, ergab im Prinzip dieselbe Wirkung — beruht also nur auf hochgradig verzögerter Entleerung des Magens und langsamen Übertritt der gut verdauten Nahrung in den Dünndarm. Eine Ruhigstellung von Bewegungen findet weder im Magen noch im ganzen Darm statt. Die manchmal beobachtete Verzögerung der Dünndarmbewegung fällt gegen jene viel ausgesprochenere Magenwirkung wenig ins Gewicht. So erklärt es sich auch, daß die durch Ricinusöl, Senna und Magnesiumsulfat erzeugten Durchfälle durch Morphin nicht gestopft werden; nur für den Fall, als eines der genannten Abführmittel infolge der Morphinwirkung im Magen länger festgehalten wird, ergibt sich eine Verzögerung der Abführwirkung.

Hirsch hat bereits an einem Hunde mit Duodenalfistel die Beobachtung gemacht, daß nach Morphinzufuhr die Entleerung von verabreichtem Wasser aus der Fistel für $1^{1}/_{4}$ Stunden sistiert und noch nach Stunden verlangsamt war; Baas hat im Anschluß an diesen Befund (auch am Menschen) nachgewiesen, daß Jodkalium, das erst im Darm resorbiert wird, verspätet im Harn erscheint, wenn es nach vorhergegangener Morphiuminjektion in den Magen gebracht wurde.

Von den Velden hat zuerst mit der Röntgenmethode am Menschen die Magnusschen Befunde nachgeprüft. In einer großen Zahl von Fällen, die Morphin subcutan oder innerlich, während oder nach den Mahlzeiten, in verschiedenen großen Dosen erhielten, ergab sich.

daß nach mittleren Dosen (0,01 g) in der Gegend des Sphincter pylori eine Schnürfurche sich ausbildet, die zu einem völligen Abschluß des Fundus vom Pylorus führen kann. Der Tonus des Magens ist gesteigert, die Entleerungszeit kann bis aufs Doppelte verlangsamt sein. Kleine Dosen steigerten in den meisten Fällen die Peristaltik in der regio pylor., hohe Dosen führten zu sehr starker Einschnürung am Fundus, können sogar Erbrechen auslösen. 20 bis 30 Tropfen Tinct. opii ergaben das gleiche Resultat. Die von von den Velden erhobenen Befunde decken sich also vollständig mit den Befunden von Magnus am Tiere.

Olbert und Holzknecht haben gleichfalls eine Verlängerung der Entleerungszeiten des Magens unter Morphiumwirkung beobachtet und beziehen dieselbe auf einem durch Morphin ausgelösten Pylorospasmus.

Arnsperger konnte in der Mehrzahl seiner Versuche (die Patienten erhielten 300 g Griesbrei + 50 g Bism. carb., dann Morphin 0,01 bis 0,02 g oder 15 bis 20 Tropfen Opium vor Einnahme des Breies oder nach erfolgter Magen- oder Dünndarmentleerung), eine ausgesprochene Magenwirkung nicht beobachten, bei jugendlichen meist weiblichen Individüen war mitunter der Übertritt des Speisebreies aus dem Magen ins Duodenum um einige Stunden verzögert. Die Resultate wechselten, nicht nur nach der Verschiedenheit der gegebenen Dosen, sondern auch bei gleichen Dosen bei verschiedenen Menschen; hingegen fand er in allen Fällen eine Einwirkung auf die Entleerungszeit des Dünndarms, die um mehrere Stunden verzögert war. Für eine Dickdarmwirkung konnten sichere Anhaltspunkte nicht gewonnen werden wegen zu großer individueller Differenzen bezüglich des Zeitpunktes der völligen Entleerung.

Tierversuche zur Aufklärung der Morphinwirkung sind nun weiter ausgeführt worden von Rodari, v. Benczur, Padtberg, Cohnheim und Modrakowski, sowie von Modrakowski und Sabat.

Rodari erzeugte bei Kaninchen durch Hormonal eine Anregung der Peristaltik und injizierte nun einige Minuten später Pantopon*); es erfolgte erst eine Anregung der Peristaltik, dann rasch eine Abnahme derselben, der Darm nahm eine Mittelstellung mit gut erhaltenem Tonus ein; im Hundeversuche ergab sich bei derselben Versuchsanordnung auch erst eine etwa 2 Minuten anhaltende Anregung, dann Ruhestellung, während welcher Dünn- und Dickdarm blaß und contrahiert sind. Pantopon stellt also den künstlich zur Peristaltik angeregten Darm ruhig unter gleichzeitiger Ischämie. v. Benczur stellte seine Versuche an einem Hunde dar, dem ein 50 cm langes, ausgeschaltetes Darmstück so in die Bauchwand eingenäht wurde, daß das obere Ende in der Bauchwunde, das untere mit offenem Lumen seitlich an die

---

*) Pantopon ist von Sahli in die Therapie eingeführt worden; es enthält die gesamten Opiumalkaloide, befreit von Ballaststoffen, als salzsaure Salze in leichtlöslicher Form. Seine Zusammenstellung ist ungefähr: Morphin 52 Proz.; Kodein 2 bis 3 Proz.; Narkotin 18 Proz.; Papaverin 2,5 bis 3 Proz.; Thebain 2 Proz ; Narcein 1 Proz.; Rest-Alkaloide 5 Proz.; Krystallwasser 8 Proz.; HCl 9 Proz.

Bauchwand befestigt war. Die Geschwindigkeit der Peristaltik wurde an der Fortbewegung einer ins Darmlumen gebrachten, an einem Faden befestigten, durchbohrten Metallkugel beobachtet. Kleine Dosen (0,02 bis 0,05) subcutan beigebrachten Morphins erzeugten anfangs doppelt so rasche Fortbewegung der Kugel, bei deren Zurückziehen ein beträchtlicher Widerstand zu überwinden war; es war also eine Contraction vorhanden. Große Dosen (0,015 bis 0,02) erzeugten Erbrechen, erst eine Beschleunigung der Fortbewegung, dann absoluten Stillstand für $1^1/_2$ Stunden, dann wieder beschleunigte Peristaltik. Beim Zurückziehen der Kugel wurde immer Contraction beobachtet. Beim Einbringen der Morphinlösung in den Darm war das Ergebnis das gleiche, ebenso bei Verwendung von Pantopon und Opium. Ein Hund, dem die zum ausgeschalteten Darmstücke verlaufenden Nerven durchschnitten waren, verhielt sich im ganzen in gleicher Weise, Morphin und Opium erzeugen also beim Hunde keine Erschlaffung der Darmwand, sondern Beschleunigung der Peristaltik und Contraction des Darmes, die stundenlang anhalten kann. Die Wirkung erfolgt direkt auf die Darmwand, der hemmende Einfluß des Splanchnicus ist bei Verwendung der angegebenen Dosen von Morphin nicht aufgehoben.

Padtberg untersuchte die Stopfwirkung des Morphins und Opiums mit Hilfe der Röntgenmethode an Katzen, bei denen durch Koloquinten Durchfälle erzeugt worden waren. Wie bei den entsprechenden Abführversuchen mitgeteilt wurde, erzeugen 10 ccm 10proz. Koloquinten-Dekoktes nach 1 bis 4 Stunden weichbreiige bis flüssige, gewöhnlich schleimhaltige Stühle.

a) Erhalten Katzen, denen 25 ccm Kartoffelbrei $+$ 5 g $Bi(OH)_2$ und nachher 10 ccm Koloquinten-Dekokt verabreicht war, 0,03 Morphin subcutan zu einer Zeit, wo sich der Nahrungsbrei noch im Magen befindet, so läßt sich am Röntgenschirm die charakteristische Einschnürung des Sphinct. antri pylor. beobachten. Die stark verzögerte Magenentleerung hindert den Übertritt der Koloquinten in den Darm, und die Stuhlentleerung folgt stark verspätet, meist am nächsten Morgen. Diese Verspätung der Stuhlentleerung ist also auf die Magenwirkung des Morphins zurückzuführen.

b) Wird das Morphin aber erst gegeben, wenn der Magen ganz oder nahezu leer ist, so kommt es fast sogleich zu völliger Ruhe des Dünndarms; während sonst unter Koloquintenwirkung außerordentlich lebhafte Bewegungen des Dünndarms erfolgen, bleibt nun der Darminhalt ruhig liegen. Darmschlingen, die vorher noch nicht bandartig breit — mit hellen undeutlichen Schatten — geworden waren, in die also noch keine Sekretion erfolgt ist, bleiben als schmale dunkle Streifen auf dem Schirme sichtbar; auch die gedehnten Schlingen verändern sich nicht weiter. Dieses Bild bleibt bestehen, bis die Tiere meist nach etwa 5 Stunden unter Zeichen der Koloquintenvergiftung zugrunde gehen. Durch den langen Verbleib der Koloquinten — in sonst ganz unschädlicher Dosis — kommt es zu einer abnorm großen Resorption und infolgedessen zu allgemeiner Vergiftung. Die Sektion ergibt besonders im distalen Ende des Dünndarms Entzündungserscheinungen von wechselnder Intensität; der Dickdarm ist in allen Fällen von den Veränderungen betroffen, meist in stärkerer Weise als der Dünndarm. Die Entzündungserscheinungen nehmen vom Coecum gegen das Rectum zu, weil die Dickdarmschleimhaut gegen Colocynthin empfindlicher ist; auch Nierenveränderungen finden sich. Opium (2 ccm subcutan) hatte denselben Erfolg.

c) Wurde das Morphin verabreicht bei leerem Magen und Dünndarm (Fütterung abends vorher) und wenn das Koloquintendekokt, das am Morgen gegeben wurde, im Dickdarm angelangt war, so blieb die fleckige Beschaffenheit des Kolonschattens etwa durch 10 Stunden bestehen. In 14 Versuchen trat nach 6 bis 10 Stunden Kotentleerung auf, in 11 Versuchen dauerte es länger als 8 Stunden. Die Faeces waren weich und enthielten nur wenig Schleim. Durch die Morphinwirkung auf den Dickdarm ist also die Entleerung von $^1/_4$ bis 2 auf 6 bis 10 Stunden hinausgeschoben worden. Einige Stunden später oder am nächsten Morgen erliegen die Tiere der Koloquintenvergiftung. Bei der Sektion findet sich heftige Entzündung des Dickdarms, manchmal auch etwas Entzündung am Ileum.

Während also die Morphinwirkung beim normalen Tiere sich mehr in der Beeinflussung des Magens äußert, tritt unter Wirkung des Drasticums auf den Darm außer der Magenwirkung noch eine beruhigende Wirkung auf die Bewegung des Dünn- und Dickdarms ein.

Besonders auffallend ist die Ruhigstellung der Bewegungen für den Dickdarm (am Dünndarm hatte schon Magnus gelegentlich Beruhigung konstatieren können).

d) Das Morphin übt aber auch eine beschränkende Wirkung auf die Sekretion aus. Dies wurde noch durch Versuche an abgebundenen Darmschlingen erwiesen, in denen die sonst nach Einbringung von 2 ccm Koloquintendekokt erfolgende Exsudation durch Morphium oder Opium aufgehoben (Dünndarm) oder verringert (Dickdarm) wurde. Opium erwies sich in diesen Versuchen stärker wirksam als Morphin.

Morphin und Opium bewirkt also bei pathologisch erregtem Darm — im Gegensatze zu seiner Wirkung am normalen Tiere — Ruhigstellung von Dünn- und Dickdarm und eine Hemmung der Flüssigkeitssekretion.

Die Anwendung der neuen Fistelmethoden zur Untersuchung der Sekretions- und Motilitätsvorgänge im Magen-Darmkanale, wie sie von Pawlow mit seinen Schülern sowie von O. Cohnheim ausgebildet wurden, schien wohl geeignet, unter mehr physiologischen Bedingungen eine Aufklärung für die widersprechenden Resultate zu ermöglichen, die bisher bei Beobachtungen der Darmmotilität für sich allein unter Morphin- und Opiumwirkung sich ergeben hatten. Cohnheim und Modrakowski haben solche Untersuchungen ausgeführt.

Untersuchungen über die Veränderungen der Sekretion unter dem Einfluß der Opiate an Tier und Mensch wurden schon früher in umfassender Weise von

Riegel*) angestellt. Versuche an Hunden mit kleinem Magen nach Pawlow ergaben sowohl bei subcutaner wie rectaler Einführung nach anfänglicher Hemmung eine Steigerung der Saftsekretion; auch am Menschen findet sich bei Dosen von 0,01 bis 0,02 Morphin eine nach einiger Zeit eintretende Anregung der Magensaftsekretion. Bickel und Pinkussohn bestätigen diese Angaben nach Beobachtungen an Pawlowschen Hunden; sie fanden nach Anwendung von Opium eine gesteigerte Magensekretion, bei Anwendung von Morphin eine anfangs verminderte, später gesteigerte Sekretion des Pankreas, die unter Opium für die ganze Versuchsdauer herabgesetzt war.

Rodari sah nach Pantopon-Injektion am Hunde mit kleinem Magen nach Pawlow eine Steigerung der Sekretion und Verlängerung der Sekretionszeit, an Hunden mit Duodenalfistel eine Verzögerung der Sekretion, auf die später eine Steigerung folgt. E. Zunz fand unter Morphineinfluß eine Verzögerung des Magenaufenthaltes, so daß eine weitgehende Aufspaltung der Eiweißkörper im Magen zustande kam.

Cohnheim und Modrakowski stellten ihre Versuche an Hunden an, die eine Duodenalfistel (mit Einspritzvorrichtung) und — zur Beobachtung der Nahrungspassage durch den Dünndarm — vor dem Coecum eine Fistel trugen. Die zahlreichen Beobachtungen ergaben, daß kleine Dosen Morphin und Pantopon per os sowie subcutan die Entleerung des Magens nicht wesentlich hemmen, aber die Saftsekretion, die auf den Nahrungsreiz erfolgt, stark herabsetzen; infolgedessen verläuft die Magenverdauung unvollständig und es hinterbleiben viel mehr feste Rückstände; so erhält dann der Dünndarm mehr feste und weniger flüssige Bestandteile. Später erfolgt dann eine starke, durch die Opiate hervorgerufene Sekretion, deren Intensität von der Größe der verabreichten Dosen abhängig ist und die besonders in Versuchen an nüchternen Tieren einwandfrei festgestellt werden konnte. Dabei scheinen Pantopon und Opium eine frühere und stärkere Sekretion zu bewirken als Morphin. Letzteres setzt auch die Sekretion des Pankreas herab. Eine wesentliche Verzögerung des Nahrungstransportes durch den Dünndarm konnte nicht festgestellt werden; denn die Zeit des ersten Erscheinens von Speisebrei an der unteren Fistel wich unter Morphin und Opiumwirkung nicht nennenswert von der Norm ab. Die Stopfwirkung der Opiate steht nach Cohnheim und Modrakowski vielleicht mit der weniger flüssigen Beschaffenheit des Darminhalts im Zusammenhange, wenn überhaupt in dieser Richtung aus Versuchen am gesunden Tier ein Schluß gezogen werden darf.

Modrakowskli und Sabat haben hingegen am normalen Hunde mittels Röntgendurchleuchtung und Momentaufnahmen schon nach Injektion von 0,001 g Morphin pro kg eine ausgesprochene Beeinflussung des Magens und Darms gesehen. Es erfolgte ein tonischer Spasmus des Sphincter pylori und des Sphincter antri, wodurch einerseits Magenkörper vom Antrum und andererseits Antrum vom Duodenum für ungefähr eine Stunde abgeschlossen war.

Auch die Bewegungen des Magens sind für diese Zeit ruhiggestellt; es dauert so eine Stunde, bis der Übertritt ins Duodenum erfolgt, $5^{1}/_{2}$ Stunden bis zur völligen Entleerung des Magens, 9 Stunden bis

---

*) Daselbst die ältere Literatur.

zur völligen Entleerung des Dünndarms; auch die nach ungefähr einer Stunde einsetzende Hypersekretion des Magens konnte röntgenologisch beobachtet werden. Nach Splanchnicusdurchschneidung ist der Effekt des Morphins abgeschwächt, nach Vagusdurchschneidung verstärkt; auch bei Tieren, denen sämtliche zum Magen-Darmkanal verlaufenden Nerven durchschnitten waren, wirkte Morphin stark verlangsamend auf die Magenentleerung sowie auf die Füllung des Dünn- und Dickdarms. Die Autoren ziehen aus ihren vorläufigen Versuchen den Schluß, daß Morphin auf die Zentren des Nervus splanchnicus wie auf die peripheren Ganglien (Gangl. coeliac. und Gangl. mesenteric.) und außerdem auf die Ganglien der Darmwand wirkt.

Schwenter hat die Wirkung der Opiate an Katzen mit Hilfe von stündlich vorgenommenen Moment-Röntgenaufnahmen untersucht, die eine bessere fortlaufende Beobachtung der Peristaltik gestatten wie die Leuchtschirmaufnahmen von Magnus und Padtberg.

In Vorversuchen wurde der normale Ablauf der Verdauungsbewegungen an Tieren festgestellt, die 24 Stunden vorher gehungert und dann 20 g Griesbrei + 4 g Bism. carb. erhielten; dann wurde Morphin, Opium, Pantopon oder morphinfreies Pantopon per os oder subcutan vor oder gleichzeitig mit der Mahlzeit verabreicht.

Die wichtigsten Resultate aus zahlreichen Versuchen sind aus umstehender Tabelle zu ersehen.

Es zeigt sich besonders bei stomachaler Applikation der Opiate, daß starke Absonderung von Speichel und Magensaft stattfindet, während bei subcutaner Anwendung die Schnürfurche am Magen stark ausgesprochen und die Entleerungszeit des Magens in höherem Grade verzögert war. Im Dünndarm war Auflockerung des Inhalts bei den behandelten Tieren meist stärker wie normal, die Fortbewegung desselben verzögert (durch eine vorübergehende Erschlaffung, besonders im Morphinversuch und Opiumversuch), im Dickdarm waren die peristaltischen Wellen flach, meist nur im Beginne der Füllung auftretend, manchmal war auch eine Erschlaffung desselben zu beobachten; lebhafte, zur Abschnürung von Kotballen führende Peristaltik wurde nie gesehen; im Dickdarm war also die Verlängerung des Aufenthaltes sowie die Abschwächung der Peristaltik am deutlichsten. Die untersuchten Präparate verhielten sich im Prinzip gleich. Die schwächste Wirkung entfaltete das morphinfreie Pantopon, die stärkste das Morphin.

Stierlin und Schapiro haben den Einfluß von Opium und Morphin an Menschen mit hohen Dünndarm- und mit Cöcalfisteln sowie an einem Fistelhund untersucht. Diese Versuchsanordnung gestattete die Einwirkung der Opiate auf die einzelnen Darmabschnitte unabhängig von den höher gelegenen und unbeeinflußt von der Verzögerung der Magenentleerung zu prüfen. Auch an normalen Personen, die 300 g Griesbrei + 30 g Bism. carb. oder 200 g Griesbrei + 150 g Ba SO_4 erhielten, wurden Untersuchungen (mittels Serienaufnahmen) angestellt, in denen der Einfluß der Magenwirkung entweder durch Ausheberung oder durch rechte Seitenlagerung der Versuchspersonen ausgeschaltet

	Magen		Dünndarm		Dickdarm	
	Beginn der Entleerung	Ende der Entleerung	Beginn der Füllung	Ende der Entleerung	Beginn der Füllung	Völlige Füllung
Normal	¼—½ St. nach der Ösophagus leer	3—5 St. Fütterung	Anschließend an die Fütterung	Nach 3 bis 7 St. gefüllt, nach 7 St. entleert	¼—3 St. n. d. F.	7 St. n. d. F. nach 24 St. bis zum Rectum
0,04 Pantopon subcutan vor der Fütterung	7 St. n. d. F. Ösophagus enthält vielSpeisebrei		Nach 8 St.	Nach 15 St. entleert	Nach 8 St.	Nach 10-11 St. Nach 24 St. das meiste im distal. Kolon
0,04 Pantopon subcutan vor der Fütterung			¾ St. n. d. F.	11 St. n. d. F. völlig entleert	4 St. n. d. F.	Nach 24 St. proximal. Kolon gefüllt, wenig im distalen
0,025 g Morphin subcutan vor der Fütterung	Nach 1½—2 St. n. d. F.	Später als nach 5 St.	2 St. n. d. F.	nach 7—9 St. völlig entleert	Von der 7.—24. St. bleibt aller Inhalt in einer Schlinge hängen	
0,03 morphinfreies Pantopon*) subcutan vor der Fütterung	Nach mehr als 1 St. Ösophagus enthält Speisebrei	Nach 5 St.		Nach 7 St. völlig entleert	Nach 5 St. schon gefüllt	Nach 24 St. distalesKolon dicht gefüllt
0,2 Op. pur. per os mit der Mahlzeit	Mit der Fütterung Ösophagus hoch hinauf gefüllt	Nach 9—11 St. viel Flüssigkeit		13 St. n. d. F.	9 St. n. d. F.	Nach 24 St. Hauptmenge im proximalen Kolon
0,04 Pantopon per os mit der Mahlzeit		Nach 14—15 St.	Anschließend an die Fütterung	15 St. n. d. F.	7 St. n. d. F.	Nach 24 St. gesamter Inhalt im proximalen und distalenKolon

*) Versuche mit morphinfreien Opiaten sind zur Feststellung der Beteiligung der einzelnen Alkaloide an der Opiumwirkung schon vorher unternommen worden. Gottlieb und Eckhout sahen bei Fröschen und Katzen toxische Wirkungen von morphinfreier Opiumtinktur, während Hunde sich refractär verhielten. Die stopfende Wirkung war inkonstant. Winternitz fand morphinfreies Pantopon beim Menschen von narkotischer, aber ohne stopfende Wirkung, auch in sehr großen Dosen. Hesse und Neukirch beobachteten in ihren Versuchen, daß morphinfreies Pantopon den Milchdurchfall der Katze häufig stopft und die durch Koloquinten hervorgerufene Beschleunigung der Dünndarmentleerung deutlich verzögert. (Koloquintentod der Versuchstiere.) Als Träger der stopfenden Wirkung erwies sich das Kodein, dessen Wirkung durch die Gegenwart der anderen Alkaloide im morphinfreien Pantopon — die für sich allein wirkungslos — verstärkt wird.

wurde. In solchen Versuchen ergab sich eine bei verschiedenen Personen recht verschiedene Magenwirkung des Morphins; bei jugendlichen Personen kann es die Magenentleerung um mehrere Stunden verzögern, während bei Erwachsenen diese Wirkung weniger ausgeprägt ist. In zwei Fällen von Hypermotilität wurde sogar eine Beschleunigung der Magenentleerung unter Opium beobachtet. Eine Verzögerung der Fortbewegung im Dünndarm um einige Stunden wurde in den Versuchen mit ausgeschalteter Magenwirkung (Ausheberung, Rechtslagerung oder Dünndarmfistel) festgestellt; sie wurde einige Male in jenen Fällen vermißt, bei denen eine ausgesprochene Morphinwirkung auf den Magen vorhanden war. Dabei blieben oft nur die untersten Schlingen bis zum Coecum gefüllt (in zwei Drittel der Fälle), was durch eine tonische Contraction des Sphincter ileo-colic. verursacht schien. Manchmal wurden auffallend weite Dünndarmschlingen gleichzeitig mit contrahierten gesehen. Der Tonus des Dünndarms zeigte gewöhnlich keine deutlichen Veränderungen. Eine Wirkung auf den Dickdarm war auch bei großen Dosen bezüglich Motilität und Tonus nicht erkennbar. (Zwei Versuche mit Pantopon an einem Menschen mit Cöcalfistel.) Bei chronischer Enteritis mit starker Hypermotilität des Dünn- und Dickdarms wurde durch Opium eine leichte Verzögerung der Dünndarmpassage, namentlich in den unteren Schichten hervorgerufen, während die Passage durch das Kolon bis zur Flexur gleich rasch verlief. Dagegen blieb die Flexur länger gefüllt. An einem Hunde, dem der Dünndarm in der Mitte durchtrennt, das obere Ende ins Coecum, das untere Ende in die Bauchwand eingepflanzt wurde, ergab die Röntgenuntersuchung unter Morphinwirkung Beschleunigung der Dünndarmpassage und maximale Contraction der Dünndarmschlingen, sowie etwas verlangsamte Passage durch das stark erweiterte Kolon, wenn der Hund (per os) gefüttert wurde; blieb das Tier während des Versuches nüchtern, dann war die Dünndarmpassage etwas verlangsamt und auf den Dickdarm überhaupt keine Wirkung vorhanden. Die beobachteten Wirkungen auf den Magen und den gesamten Darmkanal genügen nach Stierlin und Schapiro nicht für eine ausreichende Erklärung der von den Opiaten ausgeübten Stopfwirkung; es sei eine Abschwächung bzw. zeitweise Ausschaltung des zentralen Defäcationsreflexes anzunehmen; die Verlängerung des Kotaufenthaltes im S romanum und im Rectum sowie die Beobachtung, daß auch bei schon vorhandener Breikonsistenz des Kots die Entleerung durch Opium hinausgeschoben werden kann, können als Stütze dieser Auffassung angesehen werden.

Mahlo prüfte an gesunden jungen Männern den Einfluß von Opium unter normalen Verhältnissen und unter dem Einfluß von Ricinusöl. Als Kontrastmahlzeit, die zur Erreichung gleichartiger Resultalte als feststehende Mahlzeit empfohlen wird, verabreichte er 30 g Gries $+$ 250 g Milch und hinterher 90 g $BaSO_4$ (mit Himbeersaft). Diese Kontrastmahlzeit wurde früh verabreicht, und um 1 Uhr mittags eine reizlose Mahlzeit. Als normal wurde angenommen, daß die Magenentleerung in 3 Stunden erfolgt, die Dünndarmentleerung in 2, die

Dickdarmentleerung in 15 Stunden. Unter Opium ergab sich in der Hauptsache eine Einwirkung auf den Dickdarm; daneben konnte eine beträchtliche Beeinflussung des Dünndarms konstatiert werden, während jene des Magens nicht sehr ausgesprochen war; die Bildung einer Contractionsfurche wurde nur in einem Falle beobachtet, hingegen war in allen Versuchen ein Tiefertreten der großen Kurvatur zu bemerken.

Die Versuche mit Ricinusöl bestätigten nicht nur in der Hauptsache die angeführte Wirkung, sondern ließen dieselbe auch noch stärker und deutlicher hervortreten. Wurde Ricinusöl mit Opium zusammen verabreicht, so erfolgte die Entleerung meist nach 6 bis 7 Stunden; wurde erst Opiumtinktur und 1 bis 2 Stunden später Ricinusöl verabreicht, so erfolgte die Entleerung meist erst 24 bis 41 Stunden nach der Aufnahme des Ricinusöls. Dabei zeigte die Röntgenbeobachtung, daß die verzögerte Entleerung durch einen Einfluß des Opiums auf den Dünndarm (Verzögerung der Entleerung um 5 bis 6 Stunden), noch mehr aber durch eine Beeinflussung des Dickdarms (wo trotz des Ricinusöls ein Verweilen des Inhalts von 24 bis 33 Stunden stattfindet) verursacht wird.

Zehbe hat ebenfalls an gesunden Menschen die Veränderungen der Verdauungsbewegungen unter der Wirkung von Opium und einiger seiner Derivate mit Hilfe der Röntgenmethode (Leuchtschirmaufnahmen) untersucht. In einer Versuchsreihe wurde das Medikament*) einmal vor der Mahlzeit gegeben, in einer zweiten Versuchsreihe wurde vor der Mahlzeit die erste, 6 und 11 Stunden später je eine zweite und dritte Dosis verabreicht, in einer dritten Reihe wurde das Opiat zur Feststellung der Veränderungen in der Dickdarmbewegung erst nach völliger Entleerung des Dünndarms gegeben. Die Verteilung der Mahl-

1. Versuchsreihe.

(Opiat vor der Mahlzeit verabreicht.)

	Beginn der Magen- entleerung nach Std.	Ende der Magen- entleerung nach Std.	Passage durch den Dünndarm Std.	Aufenthalt im Coecum und Col. ascend. Std.	Gesamt- aufenthalt im Dick- darm Std.	Gesamtzeit von der Mahlzeit bis zur Entleerung Std.
Normal . .	0,42	4,6	6,5	17,3	22,5	25,5
Opium . . .	0,89	5,3	10,9	46,0	56,5	60,0
Morphin . .	1,46	5,5	8,0	23,0	31,7	38,6
Pantopon .	1,33	6,2	9,0	32,0	53,0	57,0
Narcophin**)	1,55	6,6	7,9	20,0	22,5	30,5
Durchschnitt der Opiate .	1,30	5,9	8,9	30,0	40,9	46,5

*) 20 Tropfen Tinct. opii, 20 Tropfen einer 1 proz. Morphinlösung, 20 Tropfen einer 3 proz. Narcophinlösung oder 20 Tropfen 2 proz. Pantoponlösung.

**) Narcophin ist eine von Straub angegebene Mischung von gleichen Teilen Morphin und Narcotin, die durch Mekonsäure verbunden sind, enthält 31,2 Proz. Morphin.

zeiten wurde in der gewohnten Weise beibehalten; in Normalversuchen (200 g Gries + 50 g Bism. carb.) wurde der zeitliche Ablauf der Verdauungsbewegungen genau verzeichnet. Eine Übersicht über die in der ersten Versuchsreihe erhaltenen Resultate gibt die vorstehende Tabelle.

Aus dieser Tabelle ist deutlich zu ersehen, daß unter der Wirkung der Opiate erfolgt: eine Verzögerung des Übertritts des Speisebreies ins Duodenum (im Durchschnitt nach 1,3 Stunden gegenüber 0,42 Stunden normal), eine Verzögerung der Magenentleerung (im Durchschnitt 5,9 gegenüber 4,6 Stunden normal), eine Verlängerung der Dünndarmpassage (durchschnittlich 8,9 Stunden gegen 6,5 Stunden), eine bedeutende Verlängerung der Dickdarmpassage (40,9 Stunden, gegenüber 22,5 Stunden normal), die in der Hauptsache bedingt ist durch einen besonders langen Aufenthalt im Anfangsteil des Dickdarms (durchschnittlich 30 Stunden gegenüber 17,3 Stunden normal). Vergleicht man die von der Aufnahme der Mahlzeit bis zur Kotentleerung verstrichenen Zeiten mit jener für die Aufenthaltszeit im Magen und Dickdarm (46,5 Stunden zu 7,2 bzw. 40,9 Stunden), so ergibt sich, daß die Verspätung der Entleerung in keinem Verhältnis zur Verlängerung der Magenzeiten, wohl aber in fast direktem Verhältnis zur Verlängerung der Dickdarmzeit sich befindet. Dabei wirken die verschiedenen Präparate nicht in gleicher Weise. Opium und Pantopon verhalten sich fast völlig gleich; sie wirken am stärksten auf Verlängerung der Dickdarmzeit, Narcophin schien den Magen stärker als den Darm zu beeinflussen, Morphin steht in der Mitte zwischen den beiden Gruppen. Die Opiumwirkung äußert sich also in dieser Versuchsreihe in verlangsamter Magen- und Dünndarmentleerung, hauptsächlich aber in verlangsamter Passage des Dickdarmes; die Entleerung erfolgt in kleinen häufigen Stühlen.

2. Versuchsreihe.

(Eine Dosis vor dem Essen, je eine weitere 6 und 11 Stunden nach der Mahlzeit) ergab folgende Resultate.

	Durchschnittszeiten der Verweildauer		
	Im Normalversuch Std.	Im Opiatversuch Std.	Verlängerung in Prozenten
Für den Magen . .	6,5	7	8
" " Dünndarm	7,2	8	11
" " Col. ascend.	24,5	49	100
Gesamtkolon . . .	31,5	65	106
Gesamtzeit	35,5	74	110

Das Ergebnis dieser Versuchsreihe ist also beinahe das gleiche wie jenes der ersten; es ist hauptsächlich die Verweildauer im Dickdarm, die durch die Opiatwirkung besonders auffallend verlängert wird.

3. Versuchsreihe.

(Die Opiate wurden erst verabreicht, nachdem auf dem Leuchtschirm das An-
langen der Wismutmahlzeit im Coecum konstatiert war.)

	Durchschnittszeiten der Verweildauer		
	Im Normal-versuch Std.	Im Opiatversuch Std.	Verlängerung in Prozenten
Magen	4,3	—	—
Dünndarm	6,9	—	—
Col. ascend. . . .	34,0	45	32
Gesamtzeit	48,0	79	46

Die erhaltenen Zahlen ergeben also auch nach Ausschaltung der
Magen- und Dünndarmwirkung eine erhebliche Verlängerung der Dickdarmentleerung unter dem Einfluß der Opiate; diese Verlangsamung
ist aber nicht so ausgesprochen wie in den früheren Versuchen (42 Proz.
gegen etwa 90 und 100 Proz.). Nach Zehbe kann der Einfluß, der
später als in den vorausgegangenen Versuchen erfolgten Opiumdarreichung
die große Differenz nicht ausreichend erklären: es scheint vielmehr die
verlängerte Aufenthaltsdauer in Magen und Dünndarm in einem noch
nicht näher erklärbaren Zusammenhange mit der Verlangsamung der
Dickdarmpassage zu stehen; vielleicht findet im Dünndarm eine Eindickung des Chymus statt, dessen Fortbewegung infolge der Dickdarm-
parese erschwert ist.

Zur Erklärung der Opium- und Morphinwirkung geht Pal von
Beobachtungen aus, die er und seine Schüler über die Wirksamkeit
der zwei im Opium enthaltenen Alkaloidgruppen von verschiedener
chemischer Konstitution angestellt hat. Die Körper der Morphingruppe,
die einen Phenanthrenkern enthalten (Morphin, Codein und seine Derivate, Thebain) sind von den Alkaloiden der Isochinolinreihe (Papaverin,
Narcotin, Narcein) bezüglich ihrer Wirksamkeit streng zu unterscheiden.
Erstere erzeugen eine Verstärkung des Muskeltonus des Darms und
der Pendelbewegungen (durch Erregung der Ganglien in der Darmwand), letztere wirken tonusherabsetzend. Am ausgeschnittenen Darme
(von Kaninchen, Katzen, Hunden), der sich in sauerstoffdurchströmter
Ringerlösung befand, hat Popper unter Morphinwirkung eine Zunahme der Pendelwellen unter Zunahme des Tonus sowohl der Ring-
wie Längsmuskulatur im Dünn- und Dickdarm (Verkürzung des
Darmes) beobachtet, unter Opiumwirkung Steigerung des Tonus in
der Ringmuskulatur, hingegen Absinken des Tonus in der Längsmuskulatur des Dünn- und Dickdarmes (Verlängerung des Darmes).
Pantopon erwies sich noch wirksamer.

Popper und Frankl untersuchten nun mit derselben Versuchsanordnung am überlebenden Darm von Katzen und Kaninchen die
einzelnen Alkaloide der beiden Gruppen. Morphin wirkt in Übereinstimmung mit Poppers früherem Befund tonussteigernd und -erregend
auf die Pendelbewegungen, ganz analog wirkte Thebain und Codein,

Papaverin*) wirkte tonusherabsetzend, die Pendelwellen wurden kleiner und verschwanden oft ganz; ähnlich, aber schwächer, wirkt Narcotin. Mekonsaures Natrium wirkt stark erregend, codeinfreies Pantopon wirkt ähnlich wie Opium, es setzte die Bewegungen der Längsmuskulatur herab und erregte jene der Ringmuskulatur. Morphinfreies Pantopon macht keine Erregung der Ringmuskulatur, beide Muskelschichten werden in ihrer Bewegung herabgesetzt. Es wirken also Morphin, Codein, Thebain (Phenanthrengruppe) erregend, Papaverin, Narkotin (Isochinolingruppe) lähmend auf den Tonus des Darmes. Die zuerst von Pal beobachtete tonusherabsetzende Wirkung des Opiums auf die Längsmuskelschicht beruht demnach auf einem überwiegenden Einfluß der Alkaloide der Isochinolinreihe, während die Erregung der Ringmuskulatur durch die Körper der Phenanthrengruppe bedingt ist: in dieser Wirkungsverschiedenheit ist also der Unterschied von Morphin- und Opiumwirkung begründet.

Quantitative Untersuchungen von Popper, die an ausgeschnittenen Darmstücken (von Kaninchen) mit der Versuchsanordnung von Magnus die kleinsten noch wirksamen, Tonuserregung oder -herabsetzung erzeugenden Dosen der Opiumalkaloide ermittelten, ergaben, daß bei den Körpern der Morphin-(Phenanthren-)gruppe vom Morphin über das Codein zum Thebain steigend größere Mengen für den Eintritt der Tonussteigerung nötig waren, und zwar für die einzelnen Alkaloide dieser Gruppe die gleiche Menge für Tonussteigerung in der Ring- wie Längsmuskulatur; für die Papaveringruppe, in der das Papaverin wirksamer als das Narkotin, erfolgte der Eintritt von Tonusherabsetzung in der Längsmuskulatur bei Anwendung viel kleinerer Dosen als für die Tonusherabsetzung in der Ringmuskulatur benötigt wurden; gleichzeitig lagen diese noch wirksamen Dosen höher als jene, die für Erregung der Ring- und Längsmuskulatur durch die Körper der Phenanthrengruppe gefunden waren. Die Längsmuskulatur ist also für die Papaverinwirkung bedeutend leichter zugänglich. Die Opium-(und Pantopon-)wirkung auf den überlebenden Darm kommt demnach dadurch zustande, daß der Papaverinanteil des Opiates bei Anwendung mäßiger Mengen, die zur Erschlaffung der Ringmuskulatur nötige minimale noch wirksame Dosis nicht erreicht (weshalb die erregende Wirkung der Morphingruppe auf

---

*) Die tonusherabsetzende Wirkung des Papaverins auf die glatte Muskulatur führt zu einem Zustand der Entspannung, die besonders deutlich hervortritt, wenn der Tonus vorher — durch Morphium, Muscarin oder Physostigmin — gesteigert war. Papaverin setzt den Blutdruck herab, wirkt auf den Verdauungsapparat, die Galle, den Uterus und die Harnblase, auf die Muskeln und Gefäße der Bronchien, daher empfiehlt es Pal neuerdings in 2 proz. Lösung zu therapeutischen Zwecken bei Angina pectoris, bei Erbrechen nach Intoxikationen, Hyperemesis grav., bei gewissen Formen der spastischen Obstipation, bei Asthma bronchiale. Holzknecht und Sgalitzer empfehlen es zur röntgenologischen Differentialdiagnose zwischen Pylorospasmus und Pylorusstenose, weil es infolge seiner krampflösenden Wirkung, die durch Pylorospasmus bedingte Motilitätsverzögerung aufhebt, bei Pylorusstenose hingegen sie verstärkt (durch Herabsetzung des Tonus der Magenmuskulatur).

die Ringmuskeln überwiegt), hingegen kann die viel niedriger liegende minimal wirksame Dosis von Papaverin für die Erschlaffung der Längsmuskulatur zur Geltung gelangen, ohne daß dieser Effekt durch die Morphingruppe — die erst bei höheren Dosen Tonussteigerung der Längsmuskulatur hervorruft — aufgehoben wird*). Die stopfende Wirkung des Opiums hängt demnach von dem Mischungsverhältnis ab, in dem die Alkaloide beider Gruppen zueinander stehen; sie kommt beim Menschen nach Pal hauptsächlich im untersten Darmabschnitte und dadurch zustande, daß besonders im Dick- und Enddarm die Ringmuskulatur unter der Opiumwirkung sich contrahiert, während die Längsmuskelschicht erschlafft; dadurch wird eine Verengerung des Darmes und gleichzeitig eine Verlängerung erzeugt. So ist einerseits die Fortbewegung der Kotmassen gehemmt (Effekt der Morphingruppe), andererseits haben sie einen längeren Weg zurückzulegen (Effekt der Papaveringruppe); dazu kommt noch die durch Opium bewirkte Herabsetzung der Sekretion, die das Hindernis für die Fortbewegung des Darminhalts vermehrt.

Zusammenfassung.

Angesichts der zahlreichen widerspruchsvollen Resultate in den Untersuchungen über die Opiumwirkung bei Mensch und Tier ist eine befriedigende Analyse dieser Wirkung zurzeit nicht möglich. Selbst wenn man von der Verschiedenheit der benutzten Untersuchungsobjekte, von der Verschiedenheit der benutzten Untersuchungsmethoden, den verschiedenen Anwendungsarten und Dosen der Opiumpräparate absieht, bleibt für die unter annähernd gleichen Bedingungen angestellten Versuche noch eine zu weit gehende Unsicherheit der Resultate, um eine alle Tatsachen berücksichtigende Auffassung zu begründen. Jedenfalls lehren die Tierversuche, daß die stopfende Wirkung des Opiums (bzw. Morphins) bei der normalen Katze zum allergrößten Teile auf Beeinflussung des Magens, unabhängig von Hemmungseinflüssen in der Bahn des Splanchnicus zurückgeführt werden kann, daß eine gewisse Verzögerung der Dünndarmentleerung (Magnus, Schwenter) oder auch eine starke Beeinflussung der Dickdarmperistaltik (Schwenter im Gegensatz zu Magnus) stattfinden kann, daß ferner unter pathologischer Erregung der Darmperistaltik eine zweifellose und ausgesprochene beruhigende Wirkung des Morphins und Opiums auf Dünn- und Dickdarm sowie auf dessen Sekretion zustande kommt (Padtberg).

Beim Hunde wirkt das Opium vorwiegend erregend, und zwar unter Beschleunigung der Dünndarmbewegung und Contraction des Darmes, worauf eine Ruhigstellung erfolgen kann (Rodari, v. Benczur); eine ausgeprägte Magenwirkung im Sinne von Magnus wurde von

---

*) O. Hirz bestätigte die Befunde von Pal und seinen Schülern am überlebenden Tierdarm; gleichzeitig vermutet er — nach dem Ausfall antagonistischer Giftversuche —, daß die Isochinolinalkaloide eine Erregbarkeitsherabsetzung der autonomen Vagusendigungen und der glatten Muskulatur erzeugen.

Cohnheim und Modrakowski vermißt, hingegen von Modrakowski und Sabat nach neueren Versuchen deutlich beobachtet; die sekretorische Wirkung, anfängliche Hemmung, später starke Anregung der Magensaftabsonderung, wurde fast von allen Autoren festgestellt.

Beim Menschen scheint die Beeinflussung des Magens bezüglich seiner Motilität nicht konstant zu sein; daß sie vorkommt, kann nach von den Veldens, Zehbes u. a. Untersuchungen wohl nicht bezweifelt werden. Der Eintritt dieser Wirkung hängt vielleicht von Umständen ab, die den Tonus der Muskeln und Nerven betreffen und direkt oder indirekt in einem Zusammenhange mit der Beeinflussung der Sekretion stehen. Jedenfalls scheint die Wirkung der Opiate auf Bewegung und Sekretion des Magens für das Zustandekommen der stopfenden Wirkung beim Menschen keine wesentliche Bedeutung zu besitzen. Eine Verlangsamung der Dünndarmpassage ist in allen bisher vorliegenden Untersuchungen am Menschen, wenn auch nicht in bedeutendem Maße, gefunden worden; sie ist oft am deutlichsten im Ileum ausgeprägt, wo die unter Opiumwirkung wahrscheinlich einsetzende tonische Contraction des Sphincter ileo-col. den Eintritt von Chymus ins Coecum verhindert. Übereinstimmend ist aber von allen Untersuchungen eine deutliche Beeinflussung des Dickdarms beobachtet worden. Dieselbe äußert sich entweder in einem langen Verweilen in der linken Flexur (bei normaler Zeit der Dickdarmpassage) oder, was häufiger zu sein scheint, in besonders langem Verweilen im Anfangsteil des Dickdarms (Zehbe) oder im ganzen Dickdarm (Mahlo, Zehbe). Besonders lehrreich sind in dieser Richtung die von Zehbe erhobenen Befunde; sie zeigen deutlich, daß die Stopfwirkung unter den von ihm gewählten Bedingungen hauptsächlich durch einen langen Aufenthalt des Darminhalts im Anfangsteile des Dickdarms bedingt ist, daß dieser Aufenthalt im Dickdarm aber bei weitem nicht so verzögert wird, wenn die Opiumwirkung bloß den Dickdarm trifft. Auch nach Pal ist vorwiegend der Dick- und Enddarm die Domäne der Opiumwirkung. Warum gerade der Dickdarm dem Opium den besten Angriffspunkt bietet, dafür ist in den bisherigen Untersuchungen keine ausreichende Erklärung zu finden. Zehbe vermutet, daß vielleicht eine im Dünndarm stattfindende Eindickung des Speisebreies die Fortbewegung besonders im Dickdarm erschwert; aber auch die Annahme eines nervösen Zusammenhanges scheint mir der Erwägung wert: Bei der großen Zahl von Reflexen, durch die die einzelnen Abschnitte des Magen-Darmkanals in ihrer physiologischen Tätigkeit miteinander innig verknüpft sind (Reflexe, die das Spiel des Pylorus regeln, Abhängigkeit der Magenentleerung auch vom Füllungszustande des Duodenums, der Ileumperistaltik und der großen Bewegungen Holzknechts von der Nahrungsaufnahme, „gastro-iliac" und „gastro-colic reflex" Hertz, den chemisch ausgelösten Reflexen auf die Drüsensekretion usw.) könnte die besonders betonte Dickdarmwirkung des Opiums auch durch die Auslöschung eines Reflexes vermittelt werden, dessen Zustandekommen von der durch Opium in ihrer

Empfindlichkeit herabgesetzten Darmschleimhaut aus nicht mehr möglich ist, oder dessen Bahn in einer von der Opiumwirkung betroffenen nervösen Leitung blockiert ist.

Unter pathologischen Verhältnissen kommen zur Erklärung des Opiumeinflusses noch zwei bedeutungsvolle Momente hinzu: 1. Wie pharmakologische Untersuchungen auch an anderen Substanzen gezeigt haben, hängt die Intensität der Wirkung eines Mittels häufig von dem Tonus ab, in dem sich das betreffende Organ zur Zeit der Einwirkung befindet; hoher oder niedriger Anfangstonus sind oft von ausschlaggebender Bedeutung für Eintritt ausgesprochener Wirkung. Pathologische Veränderungen oder Reize scheinen nun den Darm in einen für die Opiumwirkung besonders günstigen „Tonus" zu versetzen. (Darmwirkung von Morphin beim Koloquintendurchfall.) 2. Wie auch sonst im Körper entzündliche Vorgänge durch Schmerzstillung und Anästhesierung günstig beeinflußt werden, dürften auch unter dem die Sensibilität der Darmschleimhaut vermindernden Einfluß des Opiums abnorme, zur Vermehrung von Peristaltik führende Reize abgeschwächt oder ausgeschaltet und der Ablauf von entzündlichen Prozessen beschleunigt werden.

Durch die Einwirkung auf die nervösen Zentren der Darmwand (Tierversuche machen auch eine Beteiligung des Splanchnicus wahrscheinlich) und auf die glatte Muskulatur kommt es dann zur Auslösung der Bewegungsphänomene im Sinne einer Verlangsamung*), die durch die herabgesetzte Sekretion von Flüssigkeit und Schleim wesentlich unterstützt wird.

Die Beschränkung der Sekretion ist von großer Bedeutung; es entfällt einerseits die die Peristaltik befördernde Verflüssigung des Darminhalts, andererseits werden die Bedingungen für Bildung bakterieller, im gleichen Sinne wirkender Zersetzungsprodukte und für Bakterienwachstum verschlechtert. Die gleichzeitige Einschränkung der Schleimproduktion bildet ein weiteres wichtiges Moment für die langsame Fortbewegung des Darminhaltes. Dazu gesellt sich vielleicht

---

*) Ob dieselbe in der von Pal angenommenen, früher ausführlich beschriebenen Weise auch beim Menschen abläuft, muß vorläufig dahingestellt bleiben. Zweifellos ermöglichen die Untersuchungen Pals und seiner Schüler eine befriedigende Erklärung der Morphin- und Opiumwirkung am überlebenden Tierdarm. Bedenkt man aber die komplizierten Bedingungen, unter denen die Opiatwirkung bei dem im Zusammenhange mit den Nerven und Blutgefäßen befindlichen Darm sich abspielt, sowie die gerade beim Opium besonders große Schwierigkeit, aus dem Ergebnis von Tierversuchen auf den Menschen zu schließen, so wird man die Übertragung dieser wertvollen Versuchsergebnisse auf den menschlichen Darm von weiteren Untersuchungen am Menschen abhängig machen müssen. Schon jetzt kann für Pals Anschauungen angeführt werden, daß das Papaverin am Menschen spastische Zustände der glatten Muskulatur beseitigt, ferner, daß das Narkophin, das Morphin und Narkotin in einem wesentlich von der Zusammensetzung des Opiums abweichenden Verhältnis enthält, nach Poppers Untersuchungen (zitiert bei Pal) am überlebenden Darm vorwiegend Narkotinwirkung erkennen läßt und nach Zehbes Versuchen am Menschen (s. daselbst die Tabelle I) nur wenig stopfend wirkt, hingegen eine deutliche Magenwirkung aufweist.

noch eine gewisse zentrale Erregbarkeitsherabsetzung, die auf dem Wege autonomer Nerven den Enddarm, besonders den Defäkationsreflex beeinflußt.

2. Die Uzara.

Die Wurzel eines im Seengebiet des äquatorialen Afrika vorkommenden Halbstrauches, der wahrscheinlich zu den Asklepiadaceen gehört, Uzara genannt, enthält nach den Untersuchungen Bachems und Gürbers einen Stoff, das Uzaron, das den Milchdurchfall der Kaninchen, sowie den durch Fütterung mit Pferdefleisch und Milz erzeugten Durchfall der Hunde stopft, indem es die Stühle fest und gebunden macht. Es wirkt nach Hirz auch am Menschen günstig bei Diarrhöen, Enteralgien, bei Dysmenorrhöe, wie überhaupt bei Krampfzuständen der glatten Muskulatur; es hat eine spezifische Wirkung auf den Uterus, den es im normalen Zustande hemmt, im graviden erregt. Es verhält sich nach Gürbers Versuchen an Magen- und Darmringen des Frosches funktionell antagonistisch gegen autonome Reizgifte, hat aber nicht dieselben Angriffspunkte wie das Atropin, nach Lönings Versuchen an überlebenden Gefäßstreifen analog dem Adrenalin (mit Ausnahme der Wirkung auf die Coronargefäße, die Uzara zur Contraction bringt); nach Gürber und Frey steigert es den Blutdruck. Diese Beobachtungen weisen auf einen Angriffspunkt im sympathischen Nervensystem hin. Die genauere Analyse dieser Angriffspunkte ist von O. Hirz in einer größeren Arbeit durchgeführt worden. Sie ergab folgende Resultate: Überlebende, in Tyrodes Flüssigkeit befindliche Darmstücke von Katzen und Kaninchen zeigen bei Uzaronzusatz ausgesprochene Hemmung, manchmal, besonders bei Kaninchen, nach vorausgegangener kurzer Erregung. Präparate von Längs- und Ringmuskulatur zeigten auf Uzaron in gleicher Weise Hemmung. Im Stadium der Ruhe bleibt die Erregbarkeit der Muskulatur erhalten; plexusfreie Präparate zeigten dieselbe Hemmung unter Uzaron wie der normale Darm. Damit war die periphere Natur der Uzaronhemmung erwiesen. Da die erhaltene mechanische und elektrische Erregbarkeit der Muskulatur gegen die Lähmung der Muskulatur, Eintritt der Uzarahemmung am atropinisierten Darm sowie Bestehenbleiben von Pilocarpinwirkung trotz Hemmung durch Uzara gegen Lähmung der autonomen Nervenendigungen sprach, so liegt der Angriffspunkt des Uzarons wahrscheinlich an den sympathischen Nervenendigungen. Damit steht in Übereinstimmung, daß seine Wirkung auch sonst der des Adrenalins ähnelt. An Kaninchen mit experimentellem Bauchfenster war nach intravenöser Uzaroninjektion eine weitgehende Anämisierung des Darmes mit allmählich steigender Abnahme aller Bewegungen zu beobachten — ohne daß ein Stadium der Motilitätssteigerung vorausging. Das Uzaron wirkt also durch Reizung der Sympathicus-Endorgane; es erzeugt eine Hemmung aller Bewegungsvorgänge an glatten Muskelorganen. Seine Wirkung tritt langsamer ein wie jene von Adrenalin, hält aber länger vor; demnach kann es sich bei allen mit Spasmen der glatten Muskulatur einhergehenden

Zuständen von Nutzen erweisen, vielleicht in manchen Fällen das Atropin ersetzen.

Gegenüber der gut studierten pharmakologischen Wirkung der Uzara liegen bislang nur wenig klinische Berichte über praktische Anwendung am Menschen vor. Hirz berichtet, wie oben erwähnt, über günstigen Einfluß bei krampfhaften Zuständen im Bereich des Magen-Darmkanals; A. Schmidt hat bisher, allerdings bei nicht zu häufiger Anwendung, keine auffallend guten Erfolge gesehen. Waldow und Gühne berichten von guten Resultaten bei Dysenterie, E. Müller hat bei Diarrhöen der Kinder befriedigende Wirkungen mit Uzara erzielt. Größere Versuchsreihen mit längeren klinischen Beobachtungen stehen noch aus.

3. Die Gerbstoffe.

Der Repräsentant dieser Gruppe ist die Gerbsäure. Ihre Wirkung erfolgt durch Bildung mehr oder weniger unlöslicher Verbindungen mit den Kolloiden der Oberflächen-Zellschicht und Zellensekrete. Dadurch wird eine Dichtung der Schleimhaut erzeugt, die Diapedese weißer Blutkörperchen behindert, die Blutgefäße werden verengert, die Schleimsekretion beschränkt; so wird die Schleimhaut unter der Wirkung der Gerbstoffe trockener, dichter und undurchlässiger und für sensible Reize weniger zugänglich.

Nach H. Meyer nnd Rost ist das Tannin nach stomachaler Eingabe im Kot nicht auffindbar; es wird im Dünndarm unter hydrolytischer Spaltung (Gallussäure) resorbiert, hingegen gelangen Verbindungen des Tannins, die sich erst im alkalischen Darmsafte lösen oder spalten, bis in die unteren Darmabschnitte, wo dann noch Reste dieser Verbindungen oder abgespaltenes Tannin nachweisbar ist. Solche Verbindungen sind: Tannigen, ein Acetylderivat des Tannins (H. Meyer), Tannalbin, eine Eiweißverbindung des Tannins (Gottlieb), das durch Erhitzen gegen Pepsinverdauung resistent gemacht, vom Pankreassaft allmählich gespalten wird, das Tannoform, ein Kondensationsprodukt des Tannins mit Formaldehyd, das Tanocol, eine Verbindung der Gerbsäure mit Leim u. a.

Frey untersuchte den Einfluß des Tannins auf Resorption und Sekretion im Dünndarm; er fand, daß in zwei Versuchen an Katzen Tannalbin den durch Milch erzeugten Durchfall stopfte, daß an ausgeschnittenen, mit Ringerlösung gefüllten und in Ringerlösung befindlichen Darmschlingen Zusatz von Tannin zur Innenflüssigkeit die Darmbewegung nicht beeinflußt, daß in 0,1 bis 1,0 proz. Lösung Tannin keinen wesentlichen Einfluß auf die Resorption von Traubenzucker ausübt und die Wasser- und Kochsalzausscheidung unter Tannin nicht verändert wird; hingegen wurde die durch Sodalösung in den Darmschlingen erzeugte Schleimproduktion durch Tannin aufgehoben, am besten, wenn sowohl die Soda- wie die Tanninlösung in 1 proz. Lösung zur Verwendung kam; wurde die Schleimsekretion durch höher konzentrierte Sodalösungen (5 Proz.) hervorgerufen, so konnte Tannin keinen hemmenden Einfluß mehr ausüben.

O. Hesse hat mit Hilfe des Röntgenverfahrens den Einfluß von Tannalbin auf experimentell erzeugte Durchfälle untersucht. Wie in

den ähnlichen Versuchen von Magnus und Padtberg wurde in Normalversuchen die Zeit der Magen-, Dünn- und Dickdarmfüllung beziehungs-
weise Entleerung festgestellt; dann erhielten die Tiere mit der Kontrastmahlzeit 1 g Tannalbin. Nun erfolgte die Magenentleerung $5^1/_2$ Stunde
nach der Mahlzeit (statt nach 2 bis 3 Stunden), die erste Füllung des
Kolons trat nach 4 (statt nach 3) Stunden auf; sonst waren keine Veränderungen im Ablaufe der Bewegungen erkennbar. Tannalbin beeinflußt also am normalen Tiere nur die Magenentleerung im Sinne einer
leichten Verzögerung, die spätere Darmfüllung ist auf die verlangsamte
Nachfüllung vom Magen aus zu beziehen.

Da Vorversuche ergeben hatten, daß der Milchdurchfall von Katzen
(in 12 Fällen) durch Tannalbin nicht gestopft wird, wurde durch andere
Mittel Durchfall hervorgerufen.

a) Die Tiere erhielten 5 bis $7^1/_2$ ccm Ricinusöl und nachher das
Tannalbin mit der Wismutmahlzeit; es zeigte sich die durch Ricinusöl
bewirkte Dünndarmerregung in unvermindertem Maße; große Dosen
Tannalbin verzögerten in einer kleinen Zahl von Fällen die Dünndarmpassage, änderten aber nicht die Konsistenz der Entleerungen.

b) Durch Koloquinten-Dekokt erzeugte Durchfälle wurden durch
einmalige Tannalbin-Darreichung nicht gestopft, die Faeces zeigten
eine Konsistenzveränderung; eine Verzögerung der Entleerung war nur
in einer Minderzahl von Fällen zu beobachten; hingegen wurde der
nach Koloquinten-Darreichung hinterbleibende Durchfall durch Tannalbin
öfter gestopft, und zwar durch eine Einwirkung auf den Dickdarm.
Die Entleerungen waren dann eingedickter und verzögert. Dieser
Effekt wird durch Einwirkung auf das Kolon hervorgebracht, weniger
durch Beeinflussung der Motilität als durch Beeinflussung der Resorption und Sekretion.

c) Durch Sennainfus hervorgerufene Durchfälle wurden durch
Tannalbin nicht verhindert, auch nicht nach großen Dosen und nicht
nach vorhergegangener Darreichung des Stopfmittels.

d) Bei Anwendung von $MgSO_4$ erfolgte oft Erbrechen; vorherige
Anwendung von Tannalbin verhinderte die $MgSO_4$-Wirkung auf den
Darm nicht.

e) Wurde durch Fütterung von Brot und Pferdeorganen Durchfall
erzeugt, so ergab die Fütterung mit Wismut allein eine festere Konsistenz der Stühle; durch 2 bis 4 Tage fortgesetzte Darreichung von
Tannalbin (ohne Wismut) stopfte diese Durchfälle mit Sicherheit; die
Entleerungen werden fest, aber nicht verzögert. Röntgenologisch zeigte
sich auch hier eine Einwirkung des Tannalbins auf das Kolon, dessen
Inhalt eingedickt und langsamer vorwärts geschoben wurde; im Dünndarm war eine Beeinflussung nicht mit Sicherheit nachzuweisen; auch
hier trat der Einfluß der Motilität in den Hintergrund gegenüber der
adstringierenden Wirkung des Tannalbins.

Nach dem Ausfall dieser Versuche ist also eine wesentliche Beeinflussung der Darmmotilität unter der Wirkung des Tannalbins nicht anzunehmen, seine Wirkung kommt durch seinen

adstringierenden Einfluß auf die Darmschleimhaut (Beschränkung der Entzündung, der Sekretion, der Resorption) zustande.

4. Cotoïn und Derivate.

Im Anschluß an diese Gruppe soll noch ein anderes gegen Diarrhöe angewandtes Mittel Besprechung finden, für das neue Versuche einen Einfluß auf die Darmbewegung wahrscheinlich gemacht haben; es ist dies die Cortex Coto. Die wirksame Substanz, das Cotoin, ein Phloroglucinderivat (Methyltrioxybenzophenon) ist neuerdings in seiner Darmwirkung von Impens untersucht worden. Albertoni hatte früher bei Durchblutung von Darmschlingen, sowie bei Durchblutung der Niere eine Erweiterung der Blutgefäße gefunden und nimmt zur Erklärung der Cotoinwirkung an, daß die Erweiterung der Gefäße im Darm zur Begünstigung der Resorption und Ernährung führen.

Impens hat die Einwirkung des Cotoins auf Stücke von Katzen-Dünndarmschlingen, die in Ringerlösung mit 0,1 Proz. Dextrose-Zusatz unter Sauerstoff-Durchströmung mittels Schreibhebel ihre Bewegung verzeichneten, geprüft und gefunden, daß Zusatz von geringen Mengen Cotoin zur Nährflüssigkeit (25 ccm einer 0,015 proz. Lösung) zu Tonusabnahme und Abschwächung der Pendelbewegung führt. Größere Mengen erzeugen Erschlaffung der Darmmuskulatur und Stillstand der Pendelbewegungen. Auch am isolierten Uterus der Katze konnte durch Cotoin anhaltende Erschlaffung ausgelöst werden. Die antidiarrhoische Wirkung, die Impens übrigens auch an Katzen mit Milchdurchfall konstatierte, beruht also auf einer direkten Darmwirkung. Dasselbe ist nach Impens der Fall bei einer neuen, dem Cotoin nahestehenden Verbindung, dem Resaldol (Resorcinbenzoylcarbonsäureäthylester).

Die Wirkung der auch als Abführ- oder Stopfmittel in Betracht kommenden, hauptsächlich auf das Darmnervensystem wirkenden Alkaloide (Atropin, Physostigmin usw.) soll im Zusammenhange mit jenem in einer weiteren Mitteilung ausführlichere Besprechung finden.